PETER ORZECHOWSKI
& ROBERT GRIESBECK

Die Wechseljahre des Mannes

PETER ORZECHOWSKI
& ROBERT GRIESBECK

Die Wechseljahre des Mannes

AUFBRUCH IN EIN NEUES LEBEN

mit 12 Abbildungen und 5 Tabellen

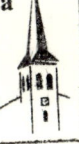
HERBIG

Gedruckt auf chlorfrei gebleichtem Papier
© 1993 Langen Müller
in der F. A. Herbig Verlagsbuchhandlung GmbH, München
Alle Rechte vorbehalten
Umschlagentwurf: Wolfgang Heinzel
Umschlagbild: ZEFA, Zentrale Farbbildagentur, Düsseldorf
Illustrationen: Bärbel Böck-Büchner
Redaktion und Gesamtherstellung:
Realis Verlags-GmbH, München
Printed in Austria
ISBN 3-7766-1808-6

Widmung

Nie wäre dieses Buch ohne Männer entstanden. Zwei tragen (nach der männlichen Logik jedenfalls) die Hauptverantwortung dafür: Johannes Gutenberg und mein Vater Carlos. Aber ich möchte noch vielen anderen danken, die sich mit Ratschlägen, Erzählungen und Telefaxen daran beteiligt haben.

Danke Adu, Alfred und Alfredo, Axel, Bobo, Cornelius, David, Dirk, Felix, Jakob, Jojo-Wayan-Agus-Puthu, Klaus, Leo, Maximilian, Niki, Nikodemus, Ossi, Peter O., Peter S., Peter W., Philipp, Sigi, Thomas, Wolfgang, Wolfried und Herr Verch.

Und natürlich muß man sich neben seiner Mutter auch bei einer Frau bedanken. Danke Elisabeth.

Robert Griesbeck

Männer haben mir besonders in meiner Zeit in den USA von 1986 bis 1992 geholfen. Besonders bedanken möchte ich mich bei meinen Lehrern Morgan EagleBear, Apache-Schamane und Urenkel von Geronimo; mein Doktorvater Dr. Bernie Welan – der beste Hypnosetherapeut, den ich kenne; Sun Bear, der leider viel zu früh gestorben ist; Dick Sutphen für seine kraftvollen Seminare; Gil Boyne, dem magischen Hypnoselehrer; Robert F. Bartlett, meinem Co-Autor und Freund. Und natürlich meinem Vater Johannes, meiner Mutter Olga und vor allem meiner Frau, Geliebten und Lebensgefährtin Lynne.

Peter Orzechowski

1. KAPITEL

TISCHLEIN DECK DICH

»Man kann das Leben nicht bewältigen,
es bewältigt einen selber.«
Elisabeth Weißthanner

»Leben ist ein Pensum zum Abarbeiten.«
Schopenhauer

Männer über 40 lesen Tageszeitungen (Politik, Börsenteil, Sport), Männermagazine, Autozeitschriften, Krimis, New-Age-Literatur, Diätbücher, Sexratgeber, Managementführer und Pornos. Aber sie lesen nur in den seltensten Fällen Märchen. Dieses Genre sehen sie als ausreichend bearbeitet an. Im besten Fall haben sie zweimal im Leben mit Märchen Kontakt gehabt – als Kind und als sie ihren eigenen Kindern Märchen vorlasen.
Männer über 40 glauben, daß sie sich mit anderen Themen zu beschäftigen haben: mit der plötzlich auffällig nachlassenden Kondition, mit Fitneßstudios und diversen Schlankheitskuren, einem unerwarteten Angriff auf die berufliche Position, einer zweiten Karriere, Familienkrisen, Trennungen und neuen Partnerschaften, Störungen und Ängsten im Sexlife und neuen, ungewöhnlichen Gedanken. Gedanken über Sinn und Unsinn, Leben und Tod.
Jetzt ist es an der Zeit, wieder Märchen zu lesen, vorzugsweise ein bestimmtes der Brüder Grimm. Die Story ist bekannt, und doch wird es jeden gestandenen Mann seltsam berühren, wenn er sich noch einmal mit dieser Geschichte konfrontiert.
Es war einmal ein Schneider, der hatte drei Söhne. Man war zwar arm, wie das in Märchen Handwerker immer zu sein haben, aber man lebte »so recht und schlecht zusammen«. Von einer Mutter ist keine Rede – nicht wahr, das fällt erst Männern auf; kleine Jungs finden solche Konstellationen ganz normal. Obwohl sie fast nie in solchen leben.
Aber man hat eine Ziege, und sie stellt gleichzeitig den Reichtum der Familie und noch etwas anderes dar, auf das wir erst mit der Zeit kommen werden. Auf jeden Fall muß sie ein starkes Symbol sein, denn an ihr entzündet sich ein folgenschwerer Konflikt. Als der erste der Söhne

sie mit auf die Weide nimmt und am Abend fragt, ob sie nicht noch Hunger hätte, tut sie den klassischen Spruch: »Bin schon satt, mag kein Blatt – mäh, mäh!« Dem Vater gegenüber äußert sie sich aber ganz anders. Im Stall beklagt sie sich bitter über den Sohn, der ihr angeblich nichts zu fressen gegeben hätte: »Wovon soll ich satt sein? Ich sprang nur über Gräbelein und fand kein einzig Blättelein...«

Der Vater, erbost darüber, wie gedankenlos mit dem Familienschatz umgegangen wird, wirft den Sohn aus dem Haus – und wir entwickeln eine erste Abneigung gegen diese hinterlistige Ziege.

Als der zweite Sohn am nächsten Tag mit ihr auf die Weide geht, bekundet sie wieder ihren ausreichenden Sättigungsgrad und, gerade heimgekehrt, beschwert sie sich wieder lauthals und tut so, als wäre sie halb verhungert. Der zweite Sohn wird in die Fremde geschickt und unsere Ziegenaversion nimmt sprunghaft zu.

Dem dritten Sohn geht es nicht besser. Auch er wird wegen einer dämlichen Ziege des Vaterhauses verwiesen und macht sich auf die Wanderschaft.

Die drei finden aber schnell gute Ausbildungsstätten – das erscheint uns heute am märchenhaftesten –, der erste bei einem Schreiner, der zweite bei einem Müller und der dritte bei einem Drechsler. Jedenfalls müssen sie nicht als Damenschneider arbeiten und ständig kichernden Jungfrauen die Säume abstecken. Sie haben ordentliche Lehrstellen gefunden, und das Märchen könnte hier zu Ende sein. Aber pünktlich zur Gesellenprüfung greifen die Brüder Grimm wieder ein. Dem approbierten Schreinergesellen zahlt der Meister nicht etwa einen Bonus, er schreibt ihm auch keine Urkunde aus – nein, er schenkt ihm einen schlichten Fichtenholztisch. So was

11

kann sich jeder Schreiner natürlich selber machen, aber dieser Tisch hat es in sich: Wenn man eine geheime Formel spricht, bedeckt er sich selbständig mit Tischtuch, Geschirr und Besteck... Und obendrein mit den erlesensten Leckereien, von denen Tischlergesellen normalerweise nur träumen können.

Auch der zweite Sohn bekommt ein exotisches Gesellenpräsent, einen Esel, der vorne und hinten Gold spuckt, wenn man ihn nur richtig anspricht. Ein echter Geldscheißer also. Nur der dritte erhält ein etwas kärglicheres Abschiedsgeschenk, einen schlichten Rupfensack, in dem ein Holzknüppel steckt, der auf den Befehl »Knüppel aus dem Sack« auftaucht und alle böswilligen Umstehenden schwer vertrimmt.

Damit könnten die drei zufrieden sein und das Märchen – und damit »die Moral« – abgeschlossen, aber erst bedarf es noch einer weiteren Prüfung. Oder eines Bösewichts. Passenderweise in diesem Fall durch einen gierigen Kneipenbesitzer dargestellt, der nacheinander den Tisch, den Esel und schließlich auch den magischen Sack klaut. Letzterer, so banal er anfänglich schien, rettet das happy-end. Er schlägt den Dieb grün und blau, die Brüder sammeln ihre Schätze wieder ein und marschieren heim zum Vater. Der freut sich und wenn sie nicht gestorben sind...

So erinnern wir uns, wenn überhaupt noch, an dieses Märchen – auf die letzten Worte kann man getrost verzichten, denn alles eitel Freude und Sonnenschein ist ja keine Meldung mehr. Aber gerade hier sollte man sich nicht täuschen lassen. In den letzten Zeilen dieser Grimmschen Nacherzählung (denn es handelt sich schließlich um eine uralte, symbolträchtige Geschichte) steht eine wichtiger Hinweis. Der Vater freut sich sehr, als er seine Söhne wieder trifft, »er verschloß Nadel und Zwirn, Elle und Bügeleisen in einen Schrank, und lebte mit seinen drei Söhnen in Freude und Herrlichkeit«.

Soso. Da wirft ein Vater seine drei Söhne wegen einer hinterlistigen Ziege aus dem Haus, empfängt sie nach ein paar Jahren ganz entspannt und freundlich, ganz als ob nichts geschehen wäre und zieht sich mit ihnen sofort aufs Altenteil zurück. Wegen neuen Reichtums geschlossen. Jetzt läßt man's sich zu viert gutgehen, keine Rede mehr davon, ob die drei noch ihren Meister machen, die Schneiderei in einen Heimwerkermarkt umbauen oder ob die Ziege gar als Willkommensbraten auf dem Tisch dampft.

So gesehen endet das Märchen verwirrend. Aber Märchen sind in unseren Breiten halt das, was Koans den Zen-Buddhisten bedeuten: Denkanstöße und symbolhafte Erklärungen von Lebenszusammenhängen, Entwicklungen und Hintergründen. Das Märchen vom »Tischlein deck dich« wird dieses Buch durchziehen, denn seine versteckten Themen entsprechen genau den wichtigsten Kapiteln der männlichen Wechseljahre, und mit der Schlußszene können wir unser Mannsein jenseits der 40 endgültig bearbeiten – können wir uns ver»söhnen«.

Aber eines schon mal vorab: Es gibt gar keine Ziege.

Aber wir bilden uns das ständig ein.

Irgendwie muß die Ablösung vom Elternhaus und das Ende der Jugend schließlich herbeigeführt werden. Man muß Söhnen einen Tritt geben, damit sie Vater und Mutter verlassen, egal ob dieser Tritt nun pädagogisch erscheint oder einfach grausam und ungerecht. Die meisten von uns glauben, sie seien freiwillig von zu Hause ausgezogen – aber freiwillig getrennt vom »Nestgefühl« haben wir uns nur durch Ziegen. Ob sie nun »die falsche

Freundin« hießen, »Enttäuschung in der Berufswahl« oder »Undankbarkeit«, Ziegen waren sie allemal. Bin schon satt, mag kein Blatt – mäh, mäh! Das sagen nämlich die Söhne, wenn sie sich verabschieden.
Der erste Sohn wird Schreiner. Zur besseren Unterscheidung geben wir hier auch seinen Namen bekannt. Er heißt Adam, der zweite heißt Blitzgescheit und der dritte Charisma. Adam ist hochgewachsen, kräftig, gut durchblutet und mit vollem, lockigen Haupthaar gesegnet. Er ißt gerne, hebt einen vier Meter langen Eichenstamm mit nur einer Hand an und fährt Trickski. Er ist ein »ganzer Mann«, so wie man sich Männer jedenfalls seit zwanzig Jahren in Anführungszeichen vorstellen darf. Vom Gros der Frauen offiziell verlacht und heimlich doch immer noch geliebt. Happy Adam!
Von seinen dunklen Seiten weiß er nichts, Karriere ist ihm schnuppe und Sex passiert eben halt so. Immer mit der richtigen Frau und immer dann, wenn er gerade Lust hat. Happy Adam.
Der Adam ist das erste Thema der Männer, wenn sie dieses seltsame und unscharfe Krisengebiet erreichen, das sich irgendwann jenseits der Vierzig vor den meisten von uns auftut. Manchmal taucht das Thema zögernd auf, wie eine neblige Landschaft, die man nur schwach erahnen kann, manchmal radikal und blitzartig als schroffes Bergpanorama – zerklüftet, scheinbar unüberwindlich und beängstigend.
Die Wechseljahre des Mannes zeigen sich zuallererst an seiner Fassade. Jetzt ballen sich die schleichenden Veränderungen des letzten Jahrzehnts rapide zusammen, werden aus ein paar vereinzelten Auswüchsen plötzlich »graue Haare«, akzeptiert die Taille, die sich so lange

zwischen Schweinebraten und Slendertone gewunden hat, endlich »den Bauch«, geben wir zu, daß wir mehr als nur »ein paar vereinzelte Lachfältchen« im Gesicht tragen und daß unsere Haut überhaupt schlapp geworden ist. Vor allem am Morgen, gleich nach dem Aufstehen, spürt und sieht der Adam der Wechseljahre seine Veränderungen.

Blitzgescheit: Jetzt schau nur nicht so schockiert – das war doch schließlich zu erwarten. Zuerst den jungen Gott mimen, nie auf den Kopf hören, Riesenwellen am Reck bis zum Abwinken, Marathonlaufen in San Francisco, Rennradfahren und Speerwerfen...
Charisma: Dabei hättest du dich lieber öfter auf diese schwarzhaarige Karin werfen sollen...
Blitzgescheit: ...Sonnenbäder in Melbourne und Trickskifahren in Gstaad.
Adam: Ich bin eben ein aktiver Typ!
Blitzgescheit: Puhhhh.
Charisma: Ha!! Man kann auch im Bett aktiv sein – dabei holt man sich keinen Sonnenbrand und keine Bänderzerrung.
Blitzgescheit: Und dann das Kontrastprogramm: Schweinerollbraten und Pommes frites, Cremeschnitten und Cappucino, Gin Tonic und vierzig Zigaretten am Tag...
Adam: Die hab ich nur geraucht, weil du immer so nervös warst!
Charisma: Für die Entspannung gibt's andere Sachen. Ich sage nur Karin...
Blitzgescheit: ...und jetzt jammerst du deinem braungebrannten, muskelbepackten Tarzanbild hinterher. Idiot!
Charisma: Schlappschwanz!
Adam (schweigt beleidigt und kämpft mit den Tränen).

15

Er gewinnt den Kampf, denn Adams weinen nicht. Wenn die Krise ausbricht, stürzen die Fehler und vermeintlichen Versäumnisse unseres Helden wie ein Wasserfall auf ihn herab. Trauer und Selbstmitleid ergreifen den armen Adam, der gedacht hat, mit seinem Tischlein deck dich hätte er bis zum Tod das große Los gezogen – ach ja, der Tod. Die ersten Gedanken über Alter und Tod tauchen auf. Verzweiflung faßt ihn an.

Dabei beginnt der Alterungsprozeß schon bei der Geburt. Aber im Hochgefühl der Jugend, in der spannenden Pubertät und im dynamischen Mannsein hat man keinen Kopf für solche Überlegungen. Dabei haben wir als Zwanzigjährige unsere körperliche Höchstform schon hinter uns gelassen; seitdem wird sie stetig mehr und mehr abnehmen, auch wenn wir das über Jahrzehnte kaum bemerken. Und wenn wir es eines Tages doch nicht mehr vor uns verbergen können, glauben wir, mit ein paar Liegestützen, etwas Diät, Spaziergängen an der frischen Luft und zweimal die Woche Fitneßstudio die alte Form wieder erschaffen zu können. Für alles gibt es eine Therapie, alles kann man heutzutage wieder »in den Griff kriegen«.

Nein. Es stimmt schon: unsere Kondition nimmt ab, ebenso unsere Kraft und Beweglichkeit, wir sind nicht mehr so belastbar und unbekümmert wie früher, wir haben mit immer neuen Diäten unsere Fettzellen darauf trainiert, sich immer schneller wieder aufzuladen.

Das ist ganz natürlich, aber es wird für die zum Problem, die ihren Adam noch nie richtig ausgelebt haben. All die, die jenseits der Vierzig auf einmal dringend Surfen, Eissegeln und Drachenfliegen müssen, die nach dem Büro Berggipfel und Sonnenbänke stürmen, all die haben einen Adam-Nachholbedarf.

Und den müssen sie sich auch erfüllen. Aber bitte richtig. Denn das panische Ausbrechen aus der gemütlichen Körperroutine kann im schlimmsten Fall im Rollstuhl enden – im Normalfall in Frustration.
Der Adam in der Krise sollte im folgenden Test ganz ehrlich eine Bestandsaufnahme seiner Kondition und Fitneß vornehmen und seine sportlichen Aktivitäten daran angleichen.

Test I: Der Adam-Test
Bevor man darangeht, seine Form zu verbessern, muß man sie erst einmal kennen. Die meisten täuschen sich dabei gewaltig – und nicht unbedingt nur immer in einer Richtung. Der kopfbetonte Typus unterschätzt meist seine Kondition und seine Reserven, der Körpertyp (der originale Adam-pur) überschätzt sich gerne. Und ihn trifft es auch am härtesten, wenn seine Selbsteinschätzung erschüttert wird. Etwa nach sechs Stockwerken, feuchten Achseln und pfeifendem Atem. Hier kann man ohne viel Arbeit seine Form und seinen Typus erfahren. Einfach bei Szene 1 anfangen.

Szene 1
Sie sitzen am Frühstückstisch. Vor Ihnen die Morgenzeitung mit der Schlagzeile »70jähriger Millionär heiratet Miß Skandinavien«. Sie seufzen und nehmen einen Schluck Kaffee. Entkoffeiniert – seit einer Woche sind Sie wieder auf dem »Gesundheitstrip« (wie Ihr achtzehnjähriger Sohn herablassend sagt) – und ohne Zucker. Sie schneiden eine Scheibe Vollkornbrot ab und überlegen, was wohl die passende Auflage für diesen Plombenbrecher wäre.
Wenn Sie sich für einen Löffel Magerquark und eine Handvoll Sojasprossen entscheiden, lesen Sie bitte bei 2

weiter, wenn Sie die krümelige Oberfläche erst mal kräftig mit Butter einreiben und darüber zwei Scheiben Parmaschinken legen, geht's bei 4 weiter. Für die, die nach eingehender Betrachtung die Brotscheibe kopfschüttelnd wieder fallen lassen und sich eine Zigarette anzünden, ist die Szene 3 die richtige.

Szene 2
Der Vormittag ist glücklich überwunden, nur leicht eingetrübt durch die Stänkereien einiger unbelehrbarer Mitarbeiter, die sich immer über Ihren Light-Joghurt-Konsum lustig machen. Draußen scheint die Sonne, es riecht nach Sommer, die Mädchen haben wieder kurze Röcke an und wackeln mit den Hüften – wer kann da schon ans Kantinenhocken denken?
Wenn Sie beschließen, die Mittagspause für einen kleinen Dauerlauf durch den Park (den Jogginganzug haben Sie immer dabei) zu nützen, bitte bei 7 weiterlesen; wenn Sie lieber mit Karin von der Buchhaltung durch ebendiesen Park spazierengehen und am Kiosk eine Currywurst verdrücken, dann auf nach Szene 8 – und wenn Sie völlig unbeeindruckt vom schönen Wetter (»Gibt doch nur Hautkrebs!«) mit den Brüdern Haffmann im Kasino einlaufen und Menü 3 bestellen (Schweinebraten mit Kartoffelknödel und gemischter Salat), den Salat durch ein weiteres Bier ersetzen, dann gehören Sie nach 6.

Szene 3
Glück gehabt, gleich vor der Firma einen Parkplatz gefunden. Aber vor dem Bildschirm steigt doch ein quälender Hustenreiz auf – vielleicht ist doch was dran an der Elektrosmog-Story?! Wenn Sie sich von der Sekretärin einen Schluck von ihrem Hustensaft ausleihen und tapfer

weiterrauchen, gehen Sie bitte direkt nach 6. Wenn Sie beschließen, für heute mal mit dem Rauchen kürzer zu treten, oder vielleicht eine Schachtel Extra-Light kaufen... dann sind Sie in Szene 5 richtig aufgehoben. Wenn Sie in einer blitzartigen Eingebung das Rauchen sofort aufgeben und sich einen Inhalationsapparat aus der Apotheke holen, dann schnell nach 2.

Szene 4
Sie öffnen die Haustüre und stehen in der milden Morgensonne. Vögel zwitschern, Frauen mit fliegenden Haaren gleiten in Cabrios vorüber und es riecht nach Sex und Sonnenöl. Wenn Sie daher beschließen, heute mal zu Fuß ins Büro zu gehen, schaun Sie gleich bei Szene 2 vorbei, wenn Sie unbeeindruckt wie immer mit dem Wagen fahren – gleich weiter nach 5. Wenn Sie statt dessen aber einen außergewöhnlichen Kompromiß ins Auge fassen: Mit dem Auto fahren, aber in gehöriger Entfernung vom Büro parken und zu Fuß gehen – gehen Sie nach 6. Zu Fuß.

Szene 5
Endlich kriegt Ihre Sekretärin eine neue Schreibmaschine. Das alte Stück, eine IBM 5000 mit 15 Kilo Lebendgewicht, muß ins Firmenmuseum befördert werden. Ihr Büro liegt im 1. Stock – das ehrwürdige Hausmuseum im 6. Wenn Sie als wahrer Gentleman der alten Schule spontan das schwere Stück hochwuchten und schweißgetränkt im sechsten Stock ankommen, gleich weiter zu Szene 8. Wenn Sie das ganz locker schaffen (was für ein Mann!), dann klettern Sie gleich weiter nach 7. Wenn Sie meinen, das kann sie im Zeitalter der Gleichberechtigung doch wohl selber machen, dann ab nach Szene 6. Mahlzeit!

Szene 6
Mittagessen in der Kantine. Glücklicherweise arbeiten Sie in einem fortschrittlichen Betrieb, dessen Küchenmannschaft täglich eine bunte Kalorienauswahl anbietet. Sie dürfen wählen: Fischcurry mit Mandeln und Broccoli – Szene 8; Schweinebraten mit Kartoffelknödel – Szene 10; Grünkernbratlinge mit Rohkostsalat – Szene 7.

Szene 7
Am späten Nachmittag machen Sie sich Gedanken über das Programm des Abends – oder etwa nicht? Na gut, wenn Sie keinen Gedanken an den Abend verschwenden (er wird schon irgendwie vorübergehen), dann können Sie ebenso gleich nach 13 gehen. Wenn Sie sich mit einem Kollegen zum Squash verabreden, ab nach 11. Wenn Sie so lange nachdenken, bis Sie ein Anruf des Chefs weiterer Überlegungen enthebt – dringende Konferenz auf 10!

Szene 8
Nach dem Essen bleibt man am Tisch traditionsgemäß vor dem Stilleben seines verwüsteten Tabletts sitzen und plaudert. Wenn Sie jetzt nur die Hälfte aufgegessen und schon die zweite Zigarette im Gesicht haben, gehen Sie doch bitte nach 10, wenn Sie halbgelähmt mit Betongefühl im Magen im ergonomischen Plastiksitz hängen, kriechen Sie bitte nach 10 – und wenn Sie taufrisch und fit an Ihrem Mineralwasser nippen, auf nach 9.

Szene 9
Sie telefonieren mit Ihrer Lebensgefährtin. Sie haben sich an diese Bezeichnung gewöhnt – immer noch besser als Frau Gemahlin, Verlobte oder Freundin. Und viel, viel bes-

ser als »Sie haben aber eine nette, große Tochter«. Das Programm für den Abend wird besprochen: Wenn Sie sich breitschlagen lassen, nach einem Kevin-Costner-Film auch noch zum Tanzen in die Disco zu ziehen, ab nach Szene 14, wenn Sie mit ihr zum Squashen gehen – Szene 11, und wenn man sich auf einen gemeinsamen Fernsehabend einigt (so wie meistens), gehen Sie bitte nach Szene 13.

Szene 10
Ausgerechnet dieser Dr. Mühlberger sitzt beim Chef. Aufsteiger und Karrierist und fünfzehn Jahre jünger – wenn Sie schon bei seinem Anblick Schweißausbrüche kriegen und schnell eine Beruhigungstablette einwerfen, weiter bei 11, wenn Sie krampfhaft Ihre Statements verteidigen (obwohl sie schlecht vorbereitet sind), weiter bei 9, wenn Sie's ganz ruhig ertragen und Ihnen angesichts der zwanzigjährigen Firmenzugehörigkeit alles und jeder den Buckel runterrutschen kann – dann bitte 7.

Szene 11
Schnell und übergangslos ist die Nacht angebrochen – vielleicht haben Sie den Abend verschlafen oder im Tran verdrängt –, jedenfalls ruft jetzt das Bett. Wenn Sie vorher noch einen kleinen Dauerlauf einlegen wollen – ab nach 20; wenn Sie noch nach der Fernbedienung graben und eine Runde Channelhopping spielen wollen – bitte, aber dann in Szene 13, und wenn eine plötzliche Erektion auftritt – Sex bitte unter Nr. 19.

Szene 12
Vor dem Einschlafen noch schnell mal auf die Waage: Oh, sie zeigt zuviel an! Dann flugs nach 18 – sind Sie zufrieden mit dem Ergebnis, dann begeben Sie sich nach 17.

21

Szene 13
Das Fernsehprogramm liegt in den letzten Zügen. Sie auch. Der Daumen auf der Fernbedienung nähert sich dem roten Knopf. Wer jetzt noch an Sex denkt, muß sich nach 19 begeben, wer nur noch an der Matratze horchen will, kriecht nach 12, wer noch im Vollmond spazieren-gehen will, soll sich nach 19 aufmachen.

Szene 14
Noch einen kleinen Mitternachtsimbiß? Nein?! Dann aber schnell nach 12 und in den Pyjama geschlüpft! Wer noch zum Griechen auf eine Vorspeisenplatte marschiert und dabei eine Flasche Demestica köpft, darf nach 15, und die, die zu Hause noch im Kühlschrank wühlen, fin-den sich bei 19 wieder.

Szene 15
Das Einschlafen wird zum Problem. Wer zu Zigaretten, SPIEGEL oder Tabletten greift, findet sich bei 16 wieder.

Szene 16
Sie sind eher der hektische Typus mit niedrigem Blutdruck und fahler Hautfarbe – und halten sich für einen Genießer. Das tun alle Raucher. Sie haben kaum Gewichtsprobleme, aber dafür konditionelle. »Esel-streck-dich« ist ein wichti-ges Kapitel für Sie, und natürlich ganz besonders das »Va-ter«-Kapitel, denn Emotionales verdrängen Sie gerne. Das Wort »Gefühle« sprechen Sie meist mit himmelwärts ver-drehten Augen, mit Zitronenbeißer-Mimik aus.

Szene 17
So richtig tut es noch nicht weh; hier und da kneift es ein wenig, manchmal spürt man die Pumpe, manchmal sind

morgens die Augen dick und manchmal denkt man »über den Sinn« nach. Aber nicht zu fest. Kann aber noch kommen – Lesen Sie das letzte Kapitel besonders sorgfältig. Und leisten Sie sich ruhig mal ein Seidenhemd oder ein neues After-shave.

Szene 18
Sie schnaufen zu oft zu schwer: Wenn Sie Treppen steigen, wenn Sie in der Sonne spazierengehen und wenn Sie sich im Spiegel betrachten. Ja, Sie haben Übergewicht – auch wenn Sie nach der allerliberalsten Gewichtstabelle eigentlich »nur am oberen Rand des Normalgewichts« liegen. Geschenkt. Sie wissen es doch. Zu wenig Bewegung und das falsche Essen – und von beidem zuviel. Dieses Kapitel ist das richtige für Sie, die folgenden eigentlich genauso – nur mit dem »Vater« haben Sie sich wahrscheinlich schon eingehend auseinandergesetzt.

Szene 19
So schlecht sind Sie gar nicht in Form. Natürlich bröckelt der Putz schon hier und da, aber was Sie so fit und frisch erscheinen läßt, ist Ihre positive Grundeinstellung. Sie leben lustbetont und möglichst ausgeglichen, nehmen nichts zu schwer und können sich immer noch verlieben. Trotzdem werden Sie (gerade in diesem Kapitel) viel finden, was Ihre Einstellung wenigstens untermauert, wenn nicht gar befruchtet.

Szene 20
Erstaunlich, warum Sie dieses Buch überhaupt gekauft haben (oder hat man es Ihnen vielleicht geschenkt? Frech!) – aber wenn Sie bis hierher gelesen haben, wird das schon seinen Grund haben. Wenn Sie glauben, aus-

gerechnet mit dem Kapitel über körperliche Fitneß nichts zu tun zu haben, täuschen Sie sich. Sie sollten die folgenden Übungen dazu benützen »abzutrainieren«. Lieber jetzt als durch einen plötzlichen Krankenhausaufenthalt. Und die restlichen Kapitel schreien geradezu nach Ihrer ungeteilten Aufmerksamkeit.

Das Problem mit der Körperlichkeit. Unseren Körper haben wir jetzt schon über vier Jahrzehnte mit uns herumgeschleppt, die erste Zeit unbewußt, in beängstigenden Aufbauschüben, dann zart erkundet, gekräftigt und mit ihm gespielt, in den Zwanzigern endlich hemmungslos mit ihm experimentiert (Sport, Sex und Drogen), und seitdem erwarten wir, daß er sich einfach brav verhält und seine Kondition behält, wenn wir ihm nach ein paar exzessiven Wochen einen Obsttag gönnen, uns nicht mit Schmerzen belästigt (schließlich zahlen wir regelmäßig in die Pharmakassen) und uns auch optisch nicht im Stich läßt – denn dafür brauchen wir ihn eigentlich am nötigsten.

Ach, dummer kleiner Körper, warum nur hast du dieses verflixte »Tischlein deck dich« kennengelernt?! Natürlich verkommst du Tag für Tag, vor unseren Augen, nur unsere Augen verkommen gleich schnell – sie können oder wollen unser Vergehen (Verwelken? Vergammeln??) nicht wahrnehmen, oder es wenigstens nicht an die Bewußtseinszentrale melden. Aber irgendwann, meist an einem kalten, verregneten Novembertag, erspähen ebendiese Augen einen faltigen Kranz um unsere Augen, schauen näher hin, entdecken ein zartgeädertes, dunkelblaues Unterlid (leicht geschwollen), zoomen zurück, sehen plötzlich völlig unbekannte Hamsterbacken und ein Doppelkinn, das sich glücklich schätzen darf, nicht schlimmer beschimpft zu werden – und wenn man ganz viel Pech hat, steht man in diesem Moment gar nackt vor einem Spiegel, der den Körper komplett abbildet.

Jetzt ist die Krise da.

Plötzlich hat sich dieses zuverlässige Transportmittel durch die Fährnisse des Lebens (und Alterns) als angerosteter Kahn entpuppt, der nichts mehr fürchtet als schwere See und die nächste TÜV-Untersuchung.

Männer in den Wechseljahren, die ihren Körper so unvermittelt und grausam vorgeführt bekommen, reagieren kopflos.

Immer.

Aber nicht immer gleich.

Die einen reiben sich die Augen und verweisen hoffnungsvoll auf einen Zerrspiegel, auf einen besonders schlechten Tag oder auf eine plötzliche Depression. Manche auch auf spontane Kurzsichtigkeit.

Bei ihnen wird das Spiegelbild so lange wiederkommen, bis sie es endlich glauben.

Die anderen spucken in die Hände und schnaufen: »Aber jetzt! Das hab ich mir lange genug angeschaut! Verdammte Verluderung; es muß etwas geschehen!! Und das gleich morgen!!!«

Sie melden sich in der Mittagspause bei einem Fitneßinstitut an, kaufen sich am gleichen Nachmittag ein Rennrad, Hanteln, einen gelb-violett-gestreiften Trainingsanzug und eine Sonnenbank. Na, viel Spaß!

Auch bei ihnen wird das Spiegelbild so lange wiederkommen, bis sie es endlich glauben.

Die nächsten gackern kurz (mit schrecklich grellem Timbre), wenn sie ihr Bild sehen, lassen so lange die heiße Dusche laufen, bis sich der Spiegel beschlägt, zünden sich eine Zigarette an und kippen einen Calvados, murmeln einen stolzen französischen Fluch und fühlen sich weltmännisch, lyrisch, erleuchtet, überlegen und... ein bißchen verlogen.

Sie brauchen am längsten, bis sie das Spiegelbild glauben. Sie kokettieren mit ihren Schwimmreifen, rauchen absichtlich eine stärkere Marke, fordern junge Männer zum Zweikampf heraus und schreiben »beinharte Verse«. Dabei werden sie immer einsamer. Aber sie sind zäh; eigentlich der perfekte Stamm, aus dem man Marathonläufer schnitzt, aber allein schon beim Gedanken daran, sich sinnlos zu Fuß von A nach B zu bewegen, brechen sie in zynisches Gegacker aus. Sie pflegen ihren Bluthochdruck durch häufige Espressogaben, unterstützen ihre Gicht durch die zweite Schweinshaxe und trainieren ihren Kreislauf durch Liftfahren.

Aber sie haben schrecklich schlechte Augen und nehmen vor jedem Blick in den Spiegel die Brille ab.

Eine Zeitlang geht das gut und wirkt auch sehr amüsant auf das Publikum, das mit ähnlichen Problemen zu kämpfen hat, aber eines Tages glauben auch sie dem Spiegelbild.

Die nächsten erstarren im Schrecken, wenn sie dieses Spiegelbild zum ersten Mal sehen – vorgestellt haben sie es sich ja schon seit Jahrzehnten (denn sie sind die ängstlichsten Vorherseher überhaupt, sogar ihren ersten Praecox haben sie sich schon lange vorher ausgemalt), aber jetzt und hier ist es von einer atemberaubenden Grausamkeit, so schrecklich, so geschwollen, so stillos und so ... ungerecht!

Sie haben keine Schwierigkeit damit, das Spiegelbild zu glauben – sie betrachten es tagtäglich mit fast erotischer Gier wieder und wieder –, aber sie leiden auch nicht wirklich darunter. Tief drinnen fühlen sie eine warme Bestätigung, weil sie sich selbst, alle anderen und das Leben überhaupt schon immer als eine schmutzige Angelegenheit verachtet haben.

Schade. Sie haben die schlechtesten Karten, das mittlere Leben »leben« zu können. Aber sie haben Erfahrung. Sie haben auch das vorherige Leben nicht gelebt.

Wie man auch immer mit seinem Spiegelbild umgeht, man merkt mit der Zeit, daß es mehr als nur eine optische Attitüde ist. Man spürt das Kneifen im Hosenbund, man keucht bei der vierten Treppe, man sieht beim Unterschreiben eines Schecks den kleingefältelten Handrücken, man grübelt immer mehr beim Beischlaf. Was sich äußerst unvorteilhaft auf die Libido auswirkt.

Nun gut, der Körper hat sich verändert. Zu seinem Nachteil. Wie kann man das rückgängig machen?

Man kann es nicht.

Das ist die erste Erkenntnis, zu der wir uns durchringen müssen. Tröstlich nur, daß es weder Hochleistungssportler noch Schlapphähne schaffen. Erstere noch weniger, denn sie haben diesen Körper viel stärker ausgebeutet.

Aber noch etwas zur Wahrnehmung; denn es kann sich ja doch wohl nur um einen Fehler in der Wahrnehmung handeln, wenn wir uns derart urplötzlich kaum mehr im Spiegel erkennen. Oder?

Denken wir an eine Rose. Wir kennen nur ein paar Zustandsformen, egal ob es sich um eine rote oder gelbe handelt. Die Knospe, die noch nichts von der späteren Blütenfarbe verrät, die gerade aufgebrochene Knospe, aus der sich die Blütenblätter hervordrängen, die kräftig aufgeblühte Blume, mit voller Farbe und festen, geraden Blättern, die welkende Blume, bei der sich die Blütenränder einrollen, die langsam »den Kopf hängen läßt« –

und schließlich die verwelkte Rose, im unmerklichen Übergang zur Trockenblume.

Natürlich verfügen Rosen wie Menschen über noch viel mehr Zustandsformen, ja, das Aussehen und die persönliche Form ändern sich jede Sekunde – aber wir überprüfen das eben nicht jede Sekunde. Auch nicht jede Minute, Stunde oder jeden Tag. Es wäre ja müßig, schließlich ist unser Vokabular für den Zustand einer Rose etwas begrenzt.

Wir nehmen uns wie Rosen nur zu bestimmten Zeiten wahr, zu festen »Beobachtungszeiten«. Dafür gibt es nur ganz vage Datumsangaben, viel eher Zustandsbeschreibungen. Wenn uns die ersten Haare zwischen den Beinen wachsen etwa, am Abend vor dem ersten Rendezvous (wo »es« passieren könnte), wenn wir mit unseren Kindern beim Strandlauf schweratmend zurückbleiben oder...

Oder eben jetzt. Irgend etwas ist passiert. Vielleicht sogar einiges auf einmal: Die gesicherte Position in der Firma wird plötzlich wieder angegriffen, die alte Beziehung ist zerbrochen, die neue Freundin findet die grauen Schläfen »einfach irre sexy« und winkt generös ab, sie mag gerne »ein bißchen festere Männer« (das ist uns vorher gar nicht aufgefallen, daß wir »fester« sind!); vielleicht hat sich auch die Tagesform verändert: Immer etwas müde, morgens schwere Augen, abends kommt der Schlaf nur zögernd. Wir hätten nie gedacht, daß wir auf die Plakette »Enddreißiger« einmal stolz sein würden – jetzt können wir uns sogar die nicht mehr leisten.

Aber wenn wir etwas gelernt haben, dann ist es hoffentlich das, genau hinzuschauen, wenn man schon hinschaut. Der erste Blick in den Spiegel (auf die Rose mit den leicht eingerollten Blütenrändern) darf kein Huscher bleiben; wir müssen unseren Anblick aushalten, so lange, bis er nicht mehr schockiert, bis wir uns wieder ganz erkennen, vielleicht sogar wieder mögen. Jetzt hat die häßliche Spiegelfront des Schlafzimmerschranks endlich ihren Sinn bekommen. Eine Viertelstunde sollte man sich beim ersten Mal schon Zeit nehmen, sich von allen Seiten ausgiebig (be)wundern, den Bauch aufblasen, einziehen, hängen lassen, grimassieren, Posen durchprobieren, von der dämlichsten bis zur ganz alltäglichen »Locker-am-Tresen-Stehpose«. Das ist die Einstandsfeier zur Krise: Die One-Man-Show vor dem Schlafzimmerspiegel!

Ein bißchen Heiterkeit darf ruhig aufkommen, man kann auch gerne ein klärendes Selbstgespräch führen.

»Schau dich nur an! Das waren einmal Brustmuskeln, jetzt wäre jede 14jährige mit einem solchen Busen hochzufrieden.«

»Mit wem redest du eigentlich?«

»Mit dir, mit meinem Herrn Körper, der sich gehen läßt. Dem die Taille in den Hintern gerutscht ist und der eine Haltung wie Oliver Hardy bei der Musterung hat.«

»Könnte es sein, daß du an dieser Haltung etwas beteiligt bist?«

»Ich habe genug zu tun, damit hier oben alles am Laufen ist! Ich kümmere mich um meine Angelegenheiten. Und nicht schlecht!«

»Wenn nicht schlecht bedeutet, daß man seit zwölf Jahren im gleichen Büro sitzt und regelmäßig die Telefonnummer der Schadensstelle vergißt...«

»Fettsack!«

»Dünnbrettbohrer!!«

Solche Dialoge können ebenso ärgerlich wie erfrischend sein, und sie können viel zur Klärung des momentanen

Zustands beitragen. Zuallererst stellt man eine Trennung von Körper und Geist fest (wobei »Geist« in diesem Fall alles bedeutet, was sich nicht in Fettzellen und Muskelmasse ausdrücken läßt). Irgendwann einmal hat diese Trennung stattgefunden, und irgendwann wurde das »eine« wichtiger und der Körper nur noch zum täppischen Transportmittel für unsere Entscheidungszentrale, für die brillanten Gehirnwindungen, die kreativen Einfälle und Karrieresprünge. Aber es nützt nichts, sich derart von ihm abzuwenden. Es nützt nichts und es ist falsch, denn in unserem Körperzustand und Aussehen drücken sich auch innere Einstellungen und unser Umgang mit Emotionen aus.

Bevor wir unseren Körper »bearbeiten«, bevor wir uns um Fitneß und um die Figur kümmern, müssen wir erst wieder eine Einheit werden. Natürlich kann man Prioritäten setzen – dem einen ist seine Schlagfertigkeit am wichtigsten, seine klare Logik, dem anderen seine künstlerische Kreativität, sein Schwelgen in Formen und Farben, anderen ihre Gesundheit, ihre emotionale Stabilität oder ihr Lieblingssport –, aber ohne das Bewußtsein, daß der Körper ein gleichberechtigter Teil unseres Wesens ist, werden wir ständig an ihm leiden.

Fitneß für Fitneß-Feinde

Klar, wem Sport und körperliche Betätigung Spaß machen, der kennt auch keine Körperkrise der Wechseljahre. Alle anderen verzweifeln entweder an immer neuen Fitneßprogrammen und zähneknirschend praktizierten Sportversuchen (im Durchschnitt drei Wochen lang), oder sie retten sich in Zynismus. »No sports« ist die klassische Übernahme von Winston Churchill, der damit eine Frage nach seiner Dynamik und Frische noch im Alter beantwortete. Aber man muß jetzt eben nicht zum »Sportler« werden, wenn man das erste Problem der Wechseljahre spürt: Körper, Fitneß, Beweglichkeit, Kondition, Ausdauer und die Figur.

Nach dem ehrlichen Eingeständnis, daß es »ein Problem« gibt, müssen wir herausfinden, wie groß es wirklich ist. Dafür gibt es ein paar schlichte Fragen, die Sie später beantworten dürfen.

Ist Sport gesund? Das kann man sicher nicht so einfach behaupten; aber wenn man das Gegenteil von Sport als Bewegungsmangel definiert, dann ist dieser mit Sicherheit ungesund.

Wir müssen also nicht gleich mit Squash oder Gewichtstraining anfangen, lieber unser Augenmerk mehr auf normale und natürliche Bewegung richten.

Das ist aus vielerlei Gründen besser als ein Radikalprogramm:

1. Wahrscheinlich geht die mangelnde Fitneß mit Übergewicht einher. Damit erhöht sich die Gefahr von Verletzungen und Überbeanspruchung der Gelenke.
2. Die Motivation verfliegt bei anstrengenden Sportarten und stundenlangen Gymnastikübungen sehr schnell, das radikale Hin und Her von Untätigkeit und Überbeanspruchung belastet unseren Körper ungleich mehr.
3. Viel hilft nicht viel. Die Vorstellung, daß man ja »ganz schnell fit werden kann, wenn man ganz viel auf einmal macht« ist schlicht falsch. Bei Untrainierten sogar gefährlich, denn da kann es schon bei leichten Überlastungen zu Bänder- und Gelenkschädigungen kommen. So sind für geübte Jogger 20 ge-

laufene Kilometer in der Woche wirklich genug. Wenn man mehr tut, verbessert sich das Herz-Kreislauf-System dadurch nicht mehr, aber die Wahrscheinlichkeit von Verletzungen, Zerrungen und Frakturen steigt.

4. In der zweiten Lebenshälfte sind keine kurzzeitigen Höchstleistungen und Maximalbeanspruchungen gefragt, sondern regelmäßiges Ausdauertraining. Unser wichtigster Muskel, das Herz, verlangt nach milder Dauerbeanspruchung. Der Kreislauf wird nicht gestärkt, wenn wir ihn manchmal an seine Grenzen führen, sondern wenn wir ihn möglichst oft anregen. Gerade das Herz wird durch aerobe (aerob = »mit Luft«) Übungen gestärkt. Ein gut trainierter Muskel kann bis zu zwei Minuten mit den eigenen Sauerstoffreserven arbeiten. Erst dann braucht er wieder frischen Sauerstoff, den er über Lunge und Herz erhält. Alle Übungen, die kürzer als zwei Minuten sind, nennt man anaerob (»ohne Luft«), alle darüber aerob. Kurzfristige, hohe Belastungen können deshalb zwar Muskelkraft aufbauen, aber sie unterstützen nicht die Fähigkeit des Körpers, immer schneller immer größere Mengen von Sauerstoff zu liefern. Aber das verstehen wir unter Leistungsfähigkeit: Die Kraft von Herz und Kreislauf, Sauerstoff zu den Zellen zu transportieren, die Fähigkeit des Blutes, Abfallstoffe möglichst schnell abzutransportieren und die Fähigkeit der Zellen, den Sauerstoff möglichst optimal zu verwerten. Und das können wir nur durch Ausdauersport trainieren.

5. Das Körpertraining muß Spaß machen. Wir sind dem Alter entwachsen, in dem man sich (und anderen) in Extremsituationen etwas beweisen muß –

jetzt suchen wir die lustvolle An- und Entspannung. Und wir sollten diese Lust als wichtigste Kontrolle all unserer Fitneßbestrebungen sehen.

Bewegungsmangel ist der wichtigste Risikofaktor bei Herz-/Kreislauf- und den meisten Stoffwechselkrankheiten, er kann sie sogar auslösen. Außerdem begünstigt er Übergewicht. Ebenso schädlich wie Bewegungsmangel ist das andere Extrem der Überlastung, jedenfalls für Gelenke und die Wirbelsäule. Wer sich zuviel und falsch bewegt, schädigt die Gelenke – Inaktivität dagegen führt zur Kalkabnahme in den Knochen und verringert den Knorpelumsatz.

Mildes, regelmäßiges Ausdauertraining hat – gerade über 40 – den größten Effekt: ist leicht, aber schützt das Herz. 3- bis 4mal in der Woche je eine halbe Stunde Schwimmen, Radfahren, Bergwandern oder Langlaufen kann man sicher nicht als scharfes Training verstehen. Die Wirkung einer solchen mäßigen Dauerbelastung ist aber enorm. Schon nach wenigen Wochen sinkt der Cholesterinspiegel, stabilisiert sich der Herzrhythmus, verbessert sich die Fließeigenschaft des Blutes, benötigt der Herzmuskel weniger Sauerstoff (und bekommt trotzdem mehr) und vermindert sich die Tendenz von Blutbestandteilen, zusammenzuklumpen und sich an den Gefäßwänden abzulagern.

In der zweiten Lebenshälfte verlangsamen sich alle Stoffwechselvorgänge, als Folge (ver)brauchen wir nicht mehr soviel Energie wie in früheren Jahren. Unser Energie-Grundumsatz, also was wir bei völliger Ruhe verbrauchen (etwa eine Kalorie pro Kilo Körpergewicht und Stunde), sinkt ebenso wie unser Energie-Arbeitsumsatz, der Verbrauch bei körperlicher Betätigung. Wenn man also noch wie früher ißt, nimmt man zwangsläufig zu – einfach, weil man weniger verbrennen kann. Die Folge ist Übergewicht, das unsere körperlichen Aktivitäten weiter behindert. Wir nehmen noch mehr zu. Nach dieser Teufelskreis-Rechnung müßten wir irgendwann einmal platzen. Aber vorher sterben wir.

Der tägliche Energiebedarf ist natürlich von der Art unserer Tätigkeit abhängig, aber der reine Grundumsatz sinkt im Alter doch auffällig (auf ca. 63 Prozent) , wie die folgende Tabelle zeigt.

ENERGIE-GRUNDUMSATZ	
Alter	kcal täglich
15 Jahre	1890
25 Jahre	1750
35 Jahre	1690
45 Jahre	1620
65 Jahre	1480
75 Jahre	1190

Ebenso ändert sich die Zusammensetzung unseres Körpers, die man vereinfacht in Fett, Wasser und Zellmasse unterteilt. In der folgenden Tabelle sieht man etwa, daß ein 65jähriger, der seit 40 Jahren sein Körpergewicht von stolzen 120 Kilo zwar scheinbar gehalten hat, im Alter von 25 Jahren nur 42,8 kg Fett mit sich herumschleppte, jetzt aber immerhin zehn Kilogramm mehr. Obwohl sich in der Summe nichts ändert, wird man »fetter«, wenn das Gewicht gleich bleibt.

ZUSAMMENSETZUNG DES KÖRPERS (in kg)								
Gesamt	Fett			Körperwasser			Zellmasse	
	Alter			Alter			Alter	
	25 J.	45 J.	65 J.	25 J.	45 J.	65 J.	25 J.	45 J.	65 J.
60	9,6	12,0	14,5	36,9	35,1	33,3	27,3	24,6	22,1
80	18,1	21,3	24,5	45,3	43,0	40,6	33,5	30,1	27,0
100	29,1	33,2	37,2	51,9	48,9	46,0	38,3	34,3	30,6
120	42,8	47,6	52,5	56,5	53,0	49,4	41,8	37,3	32,9

Wer mit seiner Figur und seiner Fitneß unzufrieden ist, denkt an Sport. Aber ist Sport überhaupt gesund?
Tatsächlich nicht jeder, vor allem nicht, wenn man seinen Körper lange Zeit nicht mehr gefordert hat. Die typischen Radikalsportler jenseits der 40, die an einem Tag beschlossen haben, jetzt »die Maschine« wieder auf Vordermann zu bringen – und zwar blitzschnell –, laufen nicht nur Gefahr, sich einen ordentlichen Muskelkater einzufangen, sie können sich auch Schlimmeres zulegen. Bänderzerrungen und -risse, Stauchungen und Gelenkschäden. Aus dem Stand mit Squash, Abfahrtslauf oder Stabhochsprung anzufangen, ist der falsche Weg.
Überhaupt leidet der unterforderte Körper nicht an fehlenden Extremerfahrungen (wie besonders schweißtreibenden Aerobic-Übungen), sondern schlicht an Bewegungsmangel.
Die beste Aufbauarbeit ist die, die man lange und mit halber Kraft ausführt und nicht die kurze und intensive Höchstleistung. Ausdauersport ist die Devise der Wechseljahre, und das aus mehreren Gründen.

1. Ausdauersport verbrennt Fett besser. Meistens geht die schlechte Kondition und die mangelnde Fitneß mit Übergewicht einher. Man täuscht sich, wenn man glaubt, daß man bei intensivem Training auch viel Fett abbaut. Wird der Körper schnell und stark belastet, greift er zuerst auf die Kohlehydratdepots in den Muskeln zurück – die schnelle Notreserve. Wir sind nach dem heftigen Sprint zwar erschöpft, aber die Fettreserven liegen völlig unbeeindruckt in der Wampe und lachen sich eins.

Erst bei langer und niedriger Trainingsintensität greift der Körper auf die Fettdepots zurück. Er verbrennt sie langsam, aber stetig. Will man mit sportlichen Übungen nicht nur fit werden, sondern auch abnehmen, wird man in der ersten Zeit eine böse Überraschung erleben. Man nimmt zu.

Zwar leert sich unser Fettdepot, aber die Muskelmasse nimmt zu, und da Muskeln mehr wiegen als Fett, steigt das Gesamtgewicht. Wenn Sie also gleichzeitig abnehmen wollen, sollten Sie das Training mit einer leichten Diät begleiten. Ein Beispiel: Ein 80 Kilo schwerer Mann radelt jeden Tag eine halbe Stunde, verbraucht also etwa 200 kcal. Wenn er sich dabei so ernährt wie früher, dauert es einen guten Monat, bis er ein Kilo Fett abgebaut hat. Denn dazu müssen 7 000 kcal eingespart werden. Ißt er aber dazu für etwa 500 kcal weniger am Tag (eine sehr leichte Diät), dann erreicht er sein Ziel schon in zwei Wochen. Und ein schneller Erfolg ist ein starker Motivator.

Zusätzlich wirkt Ausdauersport unterstützend bei Diäten. Bei längeren, nicht zu starken Belastungen produziert der Körper eine Substanz, die den Drang zum Essen unterdrückt – einen körpereigenen Appetithemmer. Und nicht unterschätzen sollte man das allgemeine Wohlgefühl nach dem Ausdauersport, der ja immer mehr Erlebnis als Schinderei sein sollte. So bekämpfen wir ganz nebenbei noch Langeweile und Frust, die typischen Auslöser unkontrollierter Freßanfälle.

2. **Ausdauersport trainiert nicht das Schöne sondern das Wichtige.** Die Schönheit kommt hinterher und wie von selbst. Aber das Wichtige sind bei uns Herz, Kreislauf und Stoffwechsel. Die Herz-Kreislauf-Leistung nimmt nach dem 30. Lebensjahr kontinuierlich ab, wenn wir nicht für genügend Bewegung sorgen. Das Tückische daran ist die kaum merkliche, aber stetige Abnahme von maximalem Schlagvolumen und Schlagfrequenz des Herzens, die uns nur dann auffallen, wenn wir uns großen Anstrengungen unterwerfen. Man sinkt nach einem Fußballspiel mit den Kindern schweratmend auf die Liege, ringt japsend nach Luft, wenn man die sechs Stockwerke zum Büro hinaufläuft, weil der Lift ausgefallen ist (als wir in dieser Firma anfingen, hat uns das gar nichts ausgemacht) und erlebt seltsame Schweißausbrüche, wenn man beim Umzug selbst die Möbel trägt. Aber das schiebt man meist auf einen schlechten Tag, der Abend vorher war nicht ganz trocken und das schwüle Wetter...

Das Tückische ist hier das unmerkliche Nachlassen der Belastbarkeit des Herzens, und mit dem Verlust der Herzleistung schwindet auch die Elastizität der Blutgefäße, kleinere Gefäße verschließen sich und größere verhärten durch Ablagerungen. Das Gefäßsystem, durch das unser gesamter Körper mit Blut,

Sauerstoff und Nährstoffen versorgt wird, ist nicht mehr der dreispurige Highway unserer Jugend, auf dem der Verkehr frei und ungehindert fließen konnte – jetzt kämpft man sich durch Schlaglöcher, Baustellen und Verengungen, Umleitungen und finstere Nebenstraßen. Blutgefäße wie deutsche Innenstädte vor der Hauptferienzeit.

Der Körper reagiert auf diese verschlechterten Transportbedingungen damit, daß er den Blutdruck erhöht – was früher als ein Grund angesehen wurde, sportliche Betätigung möglichst zu vermeiden. Richtig ist, daß sich dann plötzliche Höchstanforderungen negativ auswirken können. Aber in Wirklichkeit ist Ausdauersport der beste Weg, mit ebendiesem neuen Handikap umzugehen. Durch längere mittlere Belastung wird das Herz trainiert, und nach einer kontinuierlichen Belastung sinkt der Blutdruck unter den üblichen Wert ab.

Folgende Verbesserungen treten meist schon nach einigen Tagen intensiven Ausdauersports auf:

- Der gesamte Stoffwechsel wird verbessert, Giftstoffe und Schlacken werden schneller abtransportiert.
- Insgesamt wird dem Körper mehr Sauerstoff bereitgestellt, das Herz verbraucht allerdings weniger als zuvor.
- Blutdruck und Pulsfrequenz normalisieren sich.
- Weiteren Gefäßverengungen und -ablagerungen wird vorgebeugt.
- Die Fließeigenschaften des Blutes werden verbessert.
- Die Lungenfunktion wird angeregt, die Atmung wird tiefer.

3. Ausdauersport als die allerbeste »Schontherapie«.
Schwächung und Verschleiß an Muskeln, Sehnen, Bändern und Gelenken waren früher der Grund für Schontherapien, bei denen alle hohen Belastungen konsequent vermieden wurden, um jedes Verletzungsrisiko auszuschließen. Inzwischen hat man jedoch erkannt, daß sich mit einem leichten Ausdauertraining sowohl Kraft als auch Beweglichkeit und Koordination verbessern lassen.

Die statische Kraft bleibt meist bis ins hohe Alter gleich, während die dynamische sich schon ab dem dreißigsten Lebensjahr zurückbildet. Mit diesem Kraftverlust geht ein Gleichgewichtsverlust einher – unsichere Bewegungen, Langsamkeit und Schwerfälligkeit sind die Folge. Auch hier leistet Ausdauersport mehr als die Arbeit an Kraftmaschinen oder wirres Hantelstemmen. Bei typischen Disziplinen wie Rudern, Fahrradfahren und Schwimmen nimmt die Kraftleistung bis zu 300 Prozent zu!

Die Beweglichkeit, die, wenn man nichts dagegen tut, jenseits der 40 rapide abnimmt, läßt sich ebenfalls wiederherstellen. Bei möglichst weiträumigen Bewegungen (Schwimmen, Rudern, Bergwandern) wird der Körper immer wieder angeregt, die oft bereits ausgetrockneten Gelenkbeutel wieder mit Flüssigkeit zu füllen. Derart gestärkt und mit flexibleren Gelenken werden die Bewegungen sicherer und dynamischer. Das sorgt wiederum für ein besseres Körpergefühl, baut uns psychisch auf und trägt ganz enorm zum Wohlbefinden bei.

Aber nicht nur schmerzfreie und bewegliche Gelenke sind nötig für flüssige und zielsichere Bewegungen. Der Alterungsprozeß beeinträchtigt auch unsere

Feinmotorik, die Koordination ist gestört. Männer sind davon früher betroffen als Frauen. Die Koordination stellt den Zusammenhang für alle Leistungen dar, die man für einen komplexen Bewegungsablauf braucht: Reaktion, Schnelligkeit, Kraft, Beweglichkeit, Zielsicherheit und Ausdauer. Anzeichen dafür sind schnellere Ermüdbarkeit, Schwierigkeiten dabei, Dinge gleichzeitig zu machen oder zu verfolgen (Fernsehen, Telefonieren, Lesen und Musik hören), und tapsige, dem Anlaß nicht angepaßte Bewegungen. Nachdem Koordination alle Fitneßbereiche umfaßt (Kraft, Beweglichkeit, Schnelligkeit und Ausdauer), wird sie automatisch durch Ausdauersport gefördert. Das neuromuskuläre Zusammenspiel verbessert sich, die Bewegungen werden sicherer und spritziger. Und mit dem Wiedergewinn von kontrollierter Bewegung kommt es auch zum Wiedergewinn von Selbstsicherheit und Zufriedenheit.

Aber welcher Ausdauersport für wen? Grundsätzlich gilt: Wählen Sie die Sportarten, die Betätigungen, die Ihnen am meisten Spaß machen. Nachdem der positive Effekt an Dauer und regelmäßige Wiederholung geknüpft ist, sollten Sie sich Betätigungen aussuchen, die Sie gerne mögen und oft ausüben wollen und können. Mit dem Rad durch den Wald zu fahren, sich auf dem Tennisplatz mit Freunden zu messen oder mit dem Kanu auf dem Fluß zu wandern ist für die meisten anregender, als in einer verspiegelten Fitneßhalle auf einem kastrierten Stahlesel zu strampeln. Auf der Tabelle (folgende Seite) können Sie die üblichsten Ausdauersportarten mit ihrem zugehörigen Kalorienverbrauch vergleichen. Sie können sich damit wie mit einem Menüplan die Aktivitäten für

KALORIENVERBRAUCH (pro kg Gewicht und Stunde)

Tätigkeit	Kalorienverbrauch
Nichtstun, in der Hängematte liegen	1,0 kcal
Kartenspielen, im Sitzen lesen	1,6 kcal
Spazierengehen, Schaufensterbummel	2,7 kcal
Sex, leichtes Brustschwimmen	4,4 kcal
Gemächliches Radfahren	5,3 kcal
Kanufahren	8,1 kcal
Skiwandern, leichter Langlauf	8,8 kcal
Tennis	9,0 kcal
Rudern	9,6 kcal
Waldlauf, leichtes Jogging	9,7 kcal
Federball	9,9 kcal
Seilspringen	11,0 kcal
Kräftiges Radfahren, Bergstrecken	11,8 kcal
Schnelles Schwimmen (ca. 3 km/h)	13,0 kcal
Sportlicher Langlauf	18,0 kcal

die Woche zusammenstellen, wenn Sie einen Mittelwert von 3000–4000 kcal ansetzen, den es in dieser Zeit zu verbrennen gilt.

Keine Frage, daß Sie nicht auch noch Ihre Lieblingssportart ausüben dürfen, ob das nun Abfahrtslauf oder Fallschirmspringen ist, aber die klassischen Ausdauersportarten (wie Laufen, Schwimmen, Radfahren, Rudern, Bergwandern, Skilanglauf und Ballspiele wie Fußball, Tennis, Handball, Badminton und Hockey) trainieren Ihre Form quasi an der Basis. Sie erfordern keine schnellen Hochleistungen, sondern intensive Aufbauarbeit mit Spaß und Erfolg auf allen Ebenen.

Und das sind die fünf Ebenen Ihrer Fitneß: Kraft, Ausdauer, Beweglichkeit, Schnelligkeit und Koordination. Um zu testen, welche dieser Eigenschaften bei Ihnen noch am besten erhalten geblieben sind, sollten Sie den folgenden Test in einer ruhigen halben Stunde machen:

Test II: Die Fitneß-Ebenen

1. Stellen Sie sich an eine Hauswand und markieren Sie mit einem dicken Filzschreiber die Höhe, die Sie gerade noch mit gestreckten Armen erreichen können. Nun springen Sie ohne Anlauf aus dem Stand hoch und tippen Sie mit dem Filzschreiber dabei an die Wand. So bekommen Sie eine Strecke zwischen Ihrer gestreckten und gesprungenen Höhe. Liegt diese Zahl unter 30 cm, ist Ihr Wert A, liegt sie zwischen 30 und 40 cm, ist er B, liegt sie über 40 cm, ist er C. Und wer im Sprung nicht höher kommt als im Stand, darf sich D schreiben.

2. Weitsprung aus dem Stand. So etwas macht man am besten im Freien, auf einer weichen Wiese. Dreimal dürfen Sie's üben, dann gilt es: Wie weit kommen Sie mit tief durchgefedertem Sprung ohne Anlauf? Weniger als 1,5 Meter ergibt A, zwischen 1,5 und 2 Meter ist B, und alles über 2 Meter ist C. Wer gleich zu Boden fällt, schreibt D.

3. Fällt Ihnen in letzter Zeit öfter mal der Kugelschreiber vom Tisch oder der Löffel aus der Hand? Wenn ja, notieren Sie E, wenn nein G.

4. Werfen Sie einen Tennisball mit der rechten Hand hoch, klatschen Sie danach in beide Hände und fan-

gen sie ihn mit der linken, dann abwechselnd immer so weiter – links klatsch, rechts klatsch, links klatsch, rechts ... Wenn Sie das ohne Fehler mehr als 20mal schaffen, schreiben Sie sich ein G, wenn der Ball zwischen 10- und 20mal auf den Boden fällt ein F, und wenn er schon bei den ersten 10mal fällt, ein E.

5. Machen Sie eine Waage. Kennen Sie nicht? Also gut, Sie stehen auf dem rechten Fuß, strecken den linken weit nach hinten, beugen den Oberkörper vor und strecken beide Arme seitlich aus. Wer das länger als 30 Sekunden durchhält, darf sich ein G schreiben, zwischen 10 und 20 Sekunden ein F, weniger als 10 Sekunden ein E. Und wer gleich umfällt, soll sich was schämen.

6. Stellen Sie sich mit durchgedrückten Beinen auf die erste Stufe irgendeiner Treppe, beugen Sie sich (nach unten) vor und versuchen Sie die Stufenkanten mit den Fingerspitzen zu erreichen. Wer das schafft, sogar noch unter die Stufenkante kommt, darf sich stolz ein H schreiben, wer gerade noch seine Fußspitzen berührt ein I, wer irgendwo am Schienbein herumfummelt ein J.

7. Jetzt wird's etwas kompliziert. Schnappen Sie sich einen Besenstiel und greifen Sie ihn mit beiden Händen etwa in einem Meter Abstand. Nun versuchen Sie – mit gestreckten Armen – den Stiel hoch über den Kopf und hinter dem Rücken – immer noch mit gestreckten Armen – wieder bis zum Hintern hinunter zu führen. Wenn ein Meter Abstand nicht reicht, vergrößern Sie ihn langsam bis Sie es schaffen. Nun lassen Sie Ihre Schulterbreite (linke Schulterkante bis rechte Schulterkante) abmessen (unabhängiger Sachverständiger, Frau oder Freundin) und teilen Sie das

Besenstielmaß durch das Schultermaß. Ist gar nicht so schwer. Etwa: 154 cm ist das Besenmaß und die Schultern messen 88 cm: 154/88=1,75. Liegt dieser Wert über 2, schreiben Sie sich ein H auf, liegt er zwischen 2 und 1,5 ein I, unter 1,5 ein J.

8. Haben Sie nach langem Sitzen (Autofahren oder Bürostunden) ein steifes Kreuz, so daß Sie die erste Minute nach dem Aufstehen sogar leicht gebückt gehen? Wenn ja, notieren Sie ein J, wenn nein ein H.

9. Wie viele Liegestützen schaffen Sie hintereinander? Mehr als 20? Das ist ein L, zwischen 10 und 20 ein M, und weniger als 10 gibt ein N.

10. Klimmzüge kann man an Reckstangen, Garagentüren und Balkonen machen, wichtig ist nur, daß Sie das Kinn wenigstens auf die gleiche Höhe wie die Finger bringen. Wie viele Klimmzüge schaffen Sie hintereinander? Mehr als 6? Das wäre L, zwischen 3 und 6 ist M, weniger als 3 ist N.

11. Stimmt, die letzten beiden Übungen können Sie nicht so locker in dieser halben Stunde abhandeln. Aber entweder Sie schätzen Ihre Leistung (Feigling!), oder Sie holen das später nach. Wie lange können Sie am Stück laufen? Nicht schnell gehen, sondern laufen. Mehr als 40 Minuten? Das wäre O (Ohhh, wie wunderbar!). Zwischen 20 und 40 Minuten ergibt P, und weniger als 20 Minuten ist Q (Q wie Qual).

12. Wie viele Standardbahnen können Sie in einem Frei- oder Hallenbad am Stück schwimmen? Mehr als 6? Das wäre O; zwischen 3 und 6 ergibt P, und weniger als 3 ist Q.

Mit Ihrem häufigsten Buchstaben können Sie in der folgenden Tabelle Ihre Ausdauersportart finden:

AUSDAUERSPORTARTEN				
Welchen Buchstaben haben Sie am häufigsten?				
Gehen	-	M	Q	I	-
Laufen	B	M	Q	J	F
Schwimmen	A	N	Q	I	F
Radfahren	B	N	Q	J	F
Rudern	B	N	Q	I	-
Kanufahren	B	M	Q	J	E
Skilanglauf	B	M	Q	J	E
Bergwandern	-	M	Q	I	F
Badminton	A	M	P	J	E
Tennis	A	M	Q	J	E
Handball	A	M	P	J	E
Fußball	A	M	Q	J	F

In der folgenden Tabelle finden Sie zum Vergleich einige Nicht-Ausdauersportarten:

NICHT-AUSDAUERSPORTARTEN				
Welchen Buchstaben haben Sie am häufigsten?				
Gewichtheben	-	N	-	-	-
Tischtennis	A	-	-	I	E
Segeln	-	-	-	-	F
Drachenfliegen-	M	-	-	E	
Golf	B	-	-	I	E

Aber als Einstieg können Sie auch die folgenden Übungen machen, zusammengestellt nach Ihren Handikaps und hoffentlich ebenso simpel wie lustvoll nachvollziehbar.

DIE ADAM-ÜBUNGEN

Koordination – Das türkische Steinspiel

Ein ebenso unterhaltsames wie lehrreiches Spiel kommt aus der Türkei. Man kann vom Bosporus bis nach Antalya überall junge und alte Männer beobachten, die sich im Kreis zusammenkauern und Steine in die Luft werfen. Die Regeln sind (auf den ersten Blick) simpel, das Spielgerät findet sich überall. Suchen Sie fünf gleich große glatte Steine. Das Spielfeld sollte entweder eine Decke oder ein festgestampfter Sandboden sein. Nun zu den Regeln:

Runde 1: Nehmen Sie alle fünf Steine in die rechte Hand (wenn Sie Rechtshänder sind) und werfen Sie sie vor sich auf den Boden. Nun nehmen Sie einen Stein in die Hand, werfen ihn hoch, greifen sich schnell den nächsten und fangen den ersten wieder auf. So einfach das klingt, dafür sind Konzentration und Koordination vonnöten. Jetzt haben Sie zwei Steine in der Hand. Werfen Sie nun wieder einen in die Luft und heben Sie schnell den dritten Stein auf, fangen Sie den hochgeworfenen. Jetzt haben Sie drei Steine in der Hand. Das geht so weiter, bis Sie alle fünf Steine haben. Solange Sie keinen Fehler machen, können Sie immer weiterspielen. Fällt Ihnen aber ein Stein aus der Hand, vergreifen Sie sich oder können Sie den hochgeworfenen Stein nicht auffangen, kommt der nächste Mitspieler dran.

Runde 2: In der zweiten Runde wirft man zuerst auch alle fünf Steine auf den Boden und sucht sich seinen Wurfstein heraus – es sollte möglichst der abseits liegende sein. Wieder wirft man ihn hoch, greift sich schnell zwei Steine und fängt ihn wieder. Jetzt hält man drei Steine in der Hand, wirft einen hoch, greift sich die letzten zwei und fängt den Stein wieder.

Runde 3: Alle Steine auf den Boden werfen, den Wurfstein hochschleudern und schnell drei Steine greifen, Stein wieder fangen. Dann – mit vier Steinen in der Hand – einen hochwerfen, den letzten Stein greifen und den Wurfstein wieder fangen.

Letzte Runde: Man nimmt alle Steine in die Hand, wirft einen hoch, legt schnell die restlichen vier ab (möglichst eng zusammen) und fängt den Stein wieder. Dann wirft man ihn wieder hoch, greift schnell die vier (!) Steine, fängt ihn und ist erst mal begeistert von seinen feinmotorischen Fähigkeiten.

Aber wenn man dieses Spiel in der Gruppe spielt, darf auch die Wertung nicht fehlen. Die kommt jetzt. Nach diesem anstrengenden Durchlauf dürfen Sie nun alle fünf Steine hochwerfen, schnell die gestreckte Hand umdrehen und versuchen, möglichst viele Steine mit dem Handrücken (!) aufzufangen. Die schleudern Sie dann nochmals hoch und versuchen möglichst viele mit der Innenhand wieder zu fangen. Die Anzahl der Steine, die Sie schließlich in der Hand halten, ist Ihre Punktzahl. Hart und oft von erfrischender Grausamkeit, wenn dem Spieler etwa nach einem furiosen Durchgang alle Steine vom Handrücken purzeln.

Vorsicht, dieses Spiel ist stark suchtgefährdend! Sie werden wahrscheinlich von Ihren Kindern schnell überrundet werden, deshalb sollten Sie in aller Ruhe etwas üben. Hier kann Technik Schnelligkeit schlagen. Mit diesen simplen Steinwürfen können Sie optimal Koordination, Konzentration und Feinmotorik trainieren. Und obendrein viel Spaß haben.

Beweglichkeit – Frühsport des Tigers

Sie glauben, Tiger machen keinen Frühsport? Sie sind fit, schnell, stark und gewandt – einfach weil sie Tiger sind? Weit gefehlt.
Ohne ihr Morgenprogramm von Dehn- und Streckübungen wären die Tiger schon längst Vegetarier geworden. Zwangsweise. Denn das gewandte Anschleichen, der schnelle Sprint und der geschmeidige Sprung sind auch bei Tigern keine Selbstverständlichkeit. Dafür braucht man kräftige Muskelspannung, elastische Bänder und eine feinabgestimmte Bewegungstechnik. Der Tiger übt das jeden Morgen. Er absolviert ein festes Stretching-Programm, das kein Sportmediziner besser entwickeln hätte können. Danach sind seine Muskeln warm, gedehnt und entspannt.
Was Tiger jeden Morgen machen, ist auch für Ihre Beweglichkeit die beste Therapie. Nach dem Aufwachen gähnen und strecken sich zwar die meisten Menschen, aber man kann mit ein paar kleinen Übungen einen äußerst effektiven Frühstarter daraus machen.

1. Übung: Legen Sie sich auf den Rücken, strecken Sie beide Beine lang aus, strecken Sie sogar die Zehen weit nach vorne, so als wollten Sie mit den großen Zehen zwei fiktive Lichtschalter erreichen. Halten Sie die Spannung etwa zehn Sekunden und lassen Sie dann wieder nach. Das ist übrigens die Technik für alle Dehn- und

Streckübungen: Langsam Spannung aufbauen, etwa zehn Sekunden halten und dann ebenso langsam wieder nachgeben – nie ruckartig!

2. Übung: Ziehen Sie nun das linke Bein mit beiden Händen an die Brust und halten Sie das rechte Bein dabei gestreckt. Zur Verstärkung können Sie auch noch den Fuß hochziehen. Halten Sie die Spannung etwa zehn Sekunden und lassen Sie danach langsam nach. (Abb. 1) Wenn das gestreckte Bein bei dieser Übung einfach nicht flach liegenbleiben will, hat sich Ihr Hüftbeugemuskel schon etwas verkürzt. Diese Übung wird helfen, daß er sich nach und nach wieder entspannt. Wiederholen Sie die Übung mit dem rechten Bein.

Sollte in einem Bein plötzlich ein Muskelkrampf auftreten, dann packen Sie einfach fest den großen Zehen, ziehen das betreffende Bein hoch und versuchen, es durchzustrecken.

3. Übung: Winkeln Sie nun (immer noch in Rückenlage) die Beine an und setzen Sie die Fußsohlen fest auf die Unterlage auf. Strecken Sie die Arme aus und ziehen Sie sich langsam mit den Bauchmuskeln hoch, bis nur noch die Lendenwirbelsäule aufliegt. Halten Sie die Spannung

Abb. 1

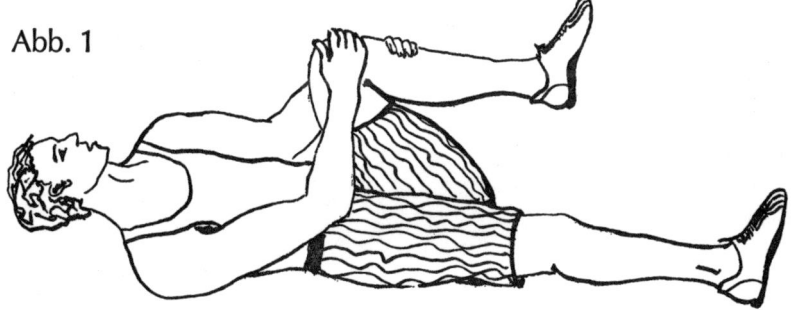

etwa zehn Sekunden und lassen Sie danach langsam nach. (Abb. 2) Danach ziehen Sie sich zweimal seitlich hoch, wobei Sie die Arme einmal links und einmal rechts neben den angewinkelten Knien ausstrecken. (Abb. 3) Halten Sie die Spannung etwa zehn Sekunden und lassen Sie danach langsam nach.

4. Übung: Jetzt drehen Sie sich auf den Bauch. Passen Sie auf, daß Sie nicht vor lauter Übermüdung gleich wieder einschlafen. Stützen Sie Ihre beiden Hände links und rechts neben dem Brustkorb auf und ziehen Sie langsam den Oberkörper hoch. Folgen Sie Ihrem Kopf, der den ganzen Körper quasi »nach oben zieht«. Versuchen Sie, auf die Zimmerdecke zu schauen. Sie liegen nur noch mit den Unterschenkeln auf der Matratze, und die Wirbelsäule sollte kräftig durchgebogen sein. Halten Sie die

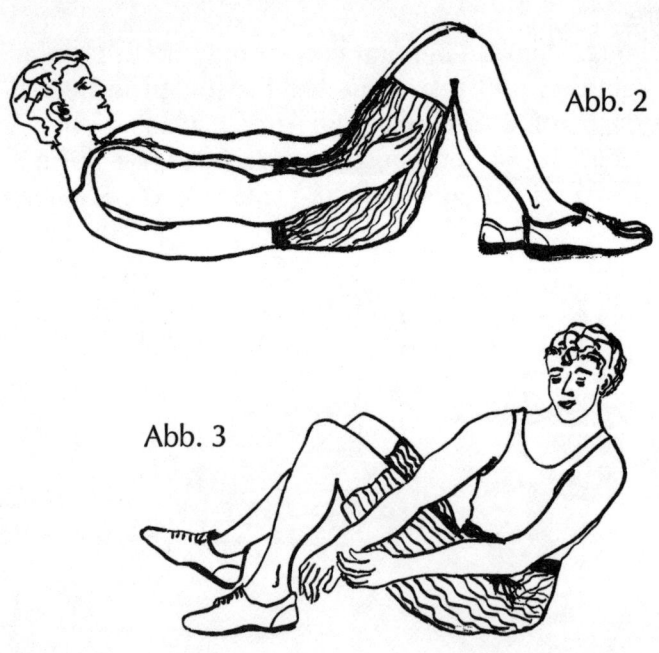

Abb. 2

Abb. 3

Spannung etwa zehn Sekunden und lassen Sie danach langsam nach. (Abb. 4)

5. Übung: Ziehen Sie jetzt die Knie heran, bis Sie im »Vierfüßlerstand« (die sportmedizinische Bezeichnung für die Haltung, mit der unsere Sprößlinge uns bevorzugt als Reittiere verwenden) stehen, lassen Sie den Kopf hängen und machen Sie einen Rundrücken. Ziehen Sie die Wirbelsäule möglichst kräftig nach oben, halten Sie die Spannung etwa zehn Sekunden und lassen Sie danach langsam nach. (Abb. 5a) Jetzt heben Sie den Kopf an und drücken Sie (langsam, langsam!) die Wirbelsäule nach unten durch. Halten Sie die Spannung etwa zehn Sekunden und lassen Sie danach langsam nach. (Abb. 5b) Experimentieren Sie mit diesem Auf und Ab selber ein bißchen; Sie werden fühlen, wo sich die stärksten Ver-

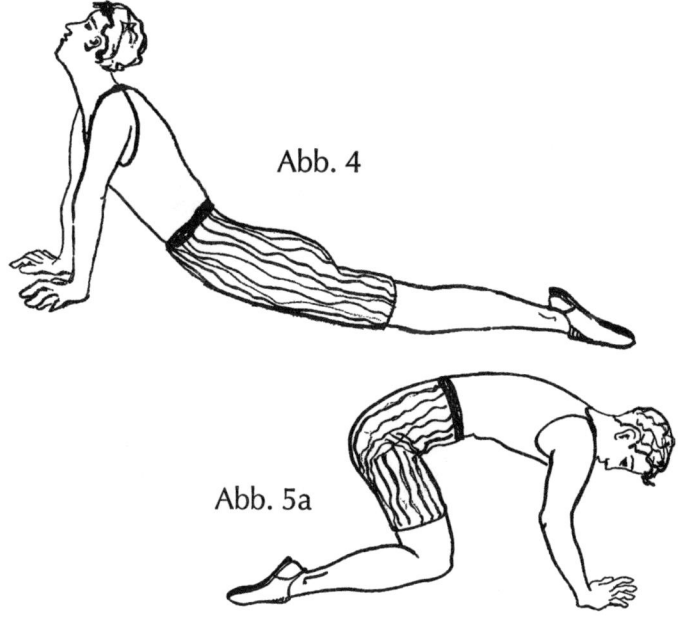

Abb. 4

Abb. 5a

spannungen und Widerstände befinden und können mit langsamen, wiegenden Bewegungen daran arbeiten. Auf keinen Fall schnelle, ruckartige Bewegungen und immer aufhören, wenn es weh tut. In der Spannungsphase sollte ein zwar kräftiger, aber nie schmerzhafter Druck aufgebaut werden.

6. Übung: Nach soviel Spannung dürfen Sie sich jetzt zusammenfallen lassen. Die Babybauchlage oder Anbetungsstellung gibt Ihnen die wohlige Möglichkeit, alle Muskeln »lang zu machen«. Wenn es dabei hier und da doch noch zieht und kneift, atmen Sie ruhig in die betreffende Stelle hinein und versuchen Sie, sich langsam immer mehr in die Matratze sinken zu lassen. (Abb. 6)

7. Übung: Heben Sie nun mit angewinkelten Armen langsam den Oberkörper. Die Ellenbogenspitzen schei-

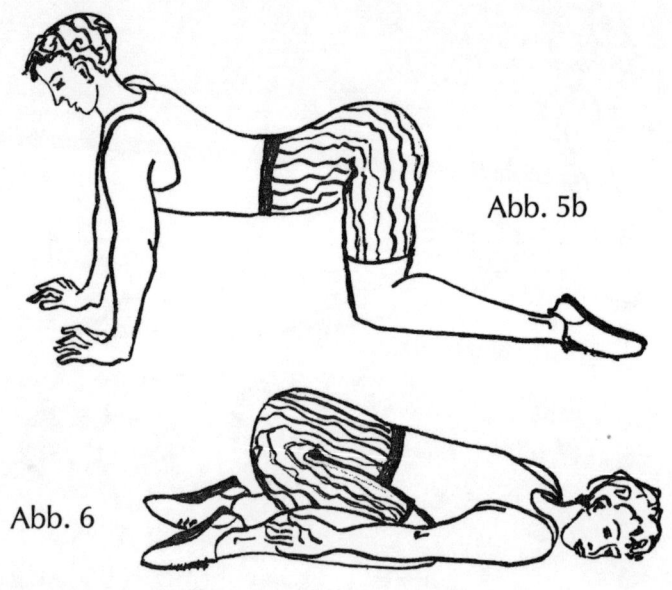

Abb. 5b

Abb. 6

nen Sie geradezu hochzuziehen. Wenn Sie die höchste Spannung erreicht haben, halten Sie sie etwa zehn Sekunden und lassen Sie danach langsam nach. (Abb. 7)
8. Übung: Knien Sie nun gerade, ziehen Sie die Schultern leicht hoch und neigen Sie den Kopf so weit es geht nach rechts. Halten Sie den Kopf mit der rechten Hand und lassen Sie langsam die linke Schulter sinken, bis ein kräftiger Zug in der Nackenmuskulatur spürbar wird. Halten Sie die Spannung etwa zehn Sekunden und lassen Sie danach langsam nach. Wiederholen Sie das auch auf der anderen Seite. (Abb. 8)

Jetzt können Sie langsam aufstehen. Der Tiger ist bereit zum Sprung ins Badezimmer.

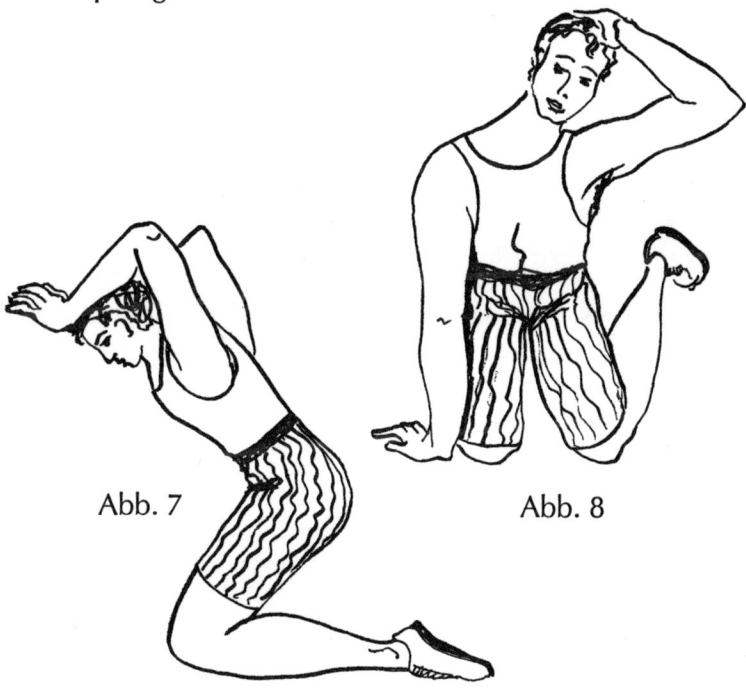

Abb. 7   Abb. 8

Ein solches Dehnprogramm hat mehrere Vorzüge:
- Ihr Muskeltonus steigt und Ihre Bewegungen werden geschmeidiger.
- Mehr sauerstoffreiches Blut wird in die Muskeln befördert.
- Die Wahrscheinlichkeit von Verletzungen und Zerrungen wird durch ein solches Training vermindert.
- Das Erlebnis der Muskelentspannung hat auch einen direkten Einfluß auf Ihre geistige Entspannung.
- Sie werden gelenkiger – das heißt, die Gelenke können sich wieder freier bewegen, weil sie nicht mehr durch zu stark angespannte Muskeln behindert werden.

Aber die Tiger unter uns arbeiten in Büros, sie sitzen in Drehstühlen und springen höchstens mal, wenn sich die Lifttür fast vor ihrer Nase schließt. Also empfiehlt es sich, auch während der Arbeit ein paar Dehnübungen einzustreuen, z.B. das folgende Kompaktprogramm für den Schreibtisch. Man fühlt sich danach erfrischt, beugt Kopfschmerzen und Verspannungen vor und regt den Kreislauf an.

1. Übung: Sitzen Sie aufrecht mit geradem Rücken (kein Hohlkreuz) und hängenden Armen. Lassen Sie nun langsam den Kopf nach vorne sinken, ohne Anstrengung und ohne Wippen – lassen Sie einfach der Schwerkraft ihren Lauf. Schließen Sie die Augen. Versuchen Sie, Ihr Kinn auf dem Brustbein aufliegen zu lassen. Wenn Ihnen das leicht gelingt, haben Sie entweder eine gute Beweglichkeit oder aber ein ordentliches Doppelkinn. Heben Sie nun sehr langsam den Kopf und lassen Sie ihn nach hinten kippen. Mit geschlossenen Augen hängen lassen und ganz in die Muskelspannung hineingehen. Richten Sie danach den Kopf wieder gerade auf und lassen Sie ihn langsam nach rechts in Richtung Schulter sinken. Atmen Sie ruhig und bei geschlossenen Augen in die Spannung hinein, richten Sie den Kopf sehr langsam (!) wieder auf und lassen Sie ihn auf die linke Seite sinken. Diese Übungen können Sie 3- bis 4mal wiederholen.

2. Übung: Stehen Sie auf und legen Sie beide Hände zusammen hinter Ihren Nacken. Drücken Sie die Ellenbogen nach hinten. Bauen Sie nun langsam einen gleichmäßigen Druck auf: einerseits drückt der Kopf nach hinten, andererseits drücken die Hände gegen den Nacken. Steigern Sie den Druck langsam, bis Sie glauben ihn nicht mehr halten zu können. Dann zählen Sie langsam bis fünf und nehmen den Druck sehr langsam wieder zurück. Das ist das wichtigste an dieser Übung – den Druck ganz langsam wieder abzubauen. Wenn Sie es richtig gemacht haben, werden Sie das Gefühl haben, plötzlich um ein paar Zentimeter zu wachsen.

3. Übung: Falten Sie nun die Hände hinter dem Rücken und strecken Sie die Arme. Atmen Sie ein, während Sie sich nun möglichst weit nach hinten beugen, die Hände dürfen dabei aber nicht Ihr Gesäß berühren. Halten Sie im Moment der größten Spannung die Luft an (etwa fünf Sekunden) und geben Sie den Druck langsam wieder auf.

Ein solches Kurzprogramm können Sie so oft Sie wollen während der Arbeit einlegen, und machen Sie sich keine Sorgen, wenn Sie dabei von der Sekretärin oder einem Kollegen »ertappt« werden. Alle Büromenschen kämpfen mit den gleichen Verspannungen und sind für Tips und unaufwendige Übungen höchst dankbar. (Sie können aber auch gerne dieses Buch weiterempfehlen.)

Zu Hause kann man seine Beweglichkeit noch spieleri-
scher verbessern. Zum Beispiel mit einem Besenstiel.
Greifen Sie ihn mit beiden Händen im Abstand Ihrer
Brustbreite und versuchen Sie, darüberzusteigen. Rechter
Fuß, linker Fuß und wieder zurück. Nicht hinfallen!
Wem das zu leicht klingt, der soll es mal versuchen.
Aber man kann auch mit anderen seine Beweglichkeit
trainieren und man kann auch viel Spaß dabei haben.
Wenn Sie Kinder zwischen zehn und Abitur haben, können Sie mal eines der neuen amerikanischen Gruppen-
spiele ausprobieren – »knots« vielleicht. Dabei stellen
sich alle Spieler (zwischen sechs und zwölf) im Kreis auf
und strecken alle ihre Hände in die Mitte. Nach und nach
ergreift jetzt jeder zwei Hände (möglichst nicht seine
eigenen und nicht ein zusammengehöriges Paar), bis
schließlich ein riesiger Knoten entstanden ist. Um ihn zu
entwirren, darf man keine Hand lösen. Bis dann alle wieder im Kreis herumstehen, wird ihre Beweglichkeit auf eine harte Probe gestellt. Diese Art von »Fitneß-Training« ist
das effektivste; wenn es Spaß macht, man dabei mit der
Familie oder Freunden Unterhaltung und Entspannung
findet – und wenn im Vordergrund nicht das Bemühen
um Kondition, sondern Freude an der Bewegung steht.
Suchen Sie also nie nach »dem effektivsten« Weg, sondern nach dem Ihnen gemäßen. Spielen Sie lieber Mini-
golf oder werfen Sie Frisbee, wenn Ihnen allein schon
beim Gedanken an Tennishosen oder Skibindungen das
kalte Grausen über den Rücken kriecht.

Kraft – Heben, Drücken und Stöhnen

Kraft ist die Fähigkeit, einen Farbeimer hochzuheben –
ein einziges Mal. Gewichtheber ersetzen einen Farb-

eimer durch eine Hantel, die schwerer als sie selbst sein kann. Sie können sie einmal anheben – danach ist für lange Zeit Ruhe.

Muskelausdauer ist die Fähigkeit, einen Farbeimer zwanzigmal in der Minute hochzuheben. Kraft ist also die höchste Beanspruchung eines Muskels, was noch nichts über seine Fähigkeit aussagt, eine Bewegung häufiger auszuführen.

Das eine ist natürlich mit dem anderen verbunden, und trotzdem sollte es nicht unser Ziel sein, möglichst »stark« zu werden – lieber so ausdauernd, daß wir viele kleine Anstrengungen möglichst oft ausführen können, ohne dabei zu ermüden.

Trotzdem muß man Muskeln trainieren. Das Prinzip des »progressiven Widerstandstrainings« hat sich bei Trainern und Sportmedizinern durchgesetzt: Widerstände – im allgemeinen Gewichte – werden in die ganz normalen Bewegungsabläufe eingebaut, quasi als Bremse. Die Muskeln werden gezwungen, sich bis zum Maximum zusammenzuziehen, die Muskelmasse nimmt zu, die Widerstände werden erhöht (eine neue Scheibe auf die Hantel gelegt), die Muskelmasse nimmt weiter zu. Das hat viel schlichter und plastischer schon Milon von Croton, ein olympischer Ringer im 6. Jahrhundert vor Christus, vorgemacht, der sein Training damit begann, daß er ein frisch geborenes Stierkalb hochhob. Ein paarmal hintereinander und das jeden Tag. Seine Muskeln nahmen in dem Maße zu, wie das Kalb jeden Tag an Gewicht zulegte. Eines Tages wird der Stier zu schwer und folgerichtig geschlachtet.

Für unsere Kraftübungen verwenden wir schlichte mitteleuropäische Küchenstühle, die nicht wachsen und nicht schwerer werden.

1. Übung: Stellen Sie den Stuhl mit der Rückenlehne gegen eine Wand; achten Sie darauf, daß er nicht verrutschen kann und daß vor dem Stuhl keine rutschenden Teppiche liegen. Stellen Sie sich etwa im Abstand Ihrer Brusthöhe vor den Stuhl, greifen Sie links und rechts die Ränder der Sitzfläche und machen Sie einen Liegestütz. (Abb. 9a) Danach können Sie den perfekten Abstand zum Stuhl genauer »einstellen«.

Nun kommt der eigentliche Bewegungsablauf: Liegestütz, aus der gebeugten Haltung auf die Knie gehen, den Stuhl mit gestreckten Armen hochheben bis er senkrecht über dem Kopf steht (Abb. 9b), den Stuhl zurückstellen, in den gebeugten Liegestütz gehen, aufrichten, wieder beugen usw.

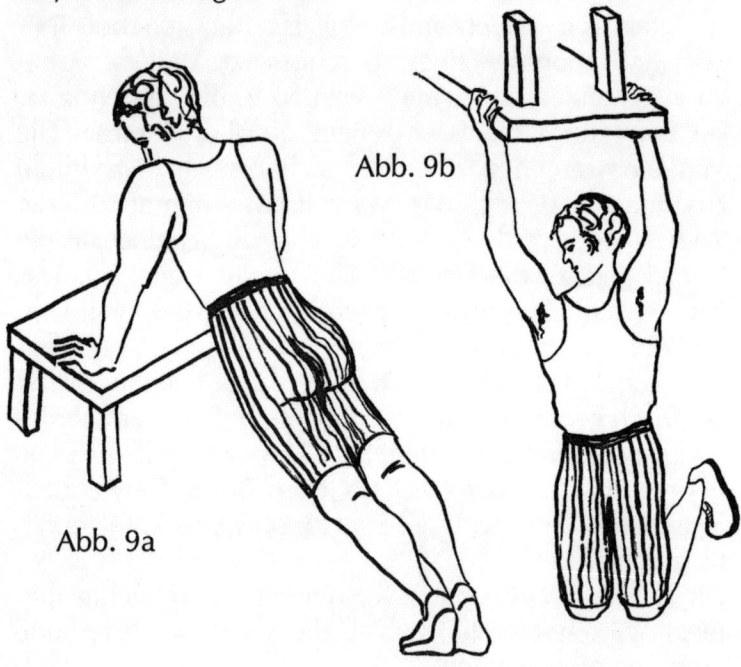

Abb. 9b

Abb. 9a

Wenn Sie den richtigen Rhythmus gefunden haben, werden Sie die ganze Übung in einer einzigen fließenden Bewegung ausführen können. Trotzdem nicht mehr als sechsmal für den Anfang.

2. Übung: Sitzen Sie gerade auf dem Stuhl, Rücken an der Lehne. Setzen Sie die Hände auf die seitlichen Sitzkanten (möglichst weit vorne) und stemmen Sie sich in der Sitzhaltung hoch. (Abb. 10) Diese Übung trainiert nicht nur Kraft, sondern auch Balance. Sie werden es beim ersten Mal sicher nicht problemlos schaffen, aber wenn Sie Ihren Körper aufmerksam beobachten, finden Sie schnell die richtige Haltung. Diese Übung versuchen Sie anfangs dreimal; in jeder folgenden Woche können Sie es einmal mehr versuchen.

3. Übung: Setzen Sie sich. Sie glauben, das wäre zu einfach? Stellen Sie sich mit dem Rücken zum Stuhl und senken Sie langsam Ihr Hinterteil; der Oberkörper bleibt aufrecht, die Arme hängen locker herab. Stellen Sie sich vor, Sie wären eine Landefähre im Anflug auf den Mond, die Bremsraketen geben vollen Schub, Sie werden langsamer und langsamer, die letzten Zentimeter sinken Sie wie in Zeitlupe. Immer langsamer, bis Sie es schließlich nicht mehr aushalten und auf den Stuhl sacken.

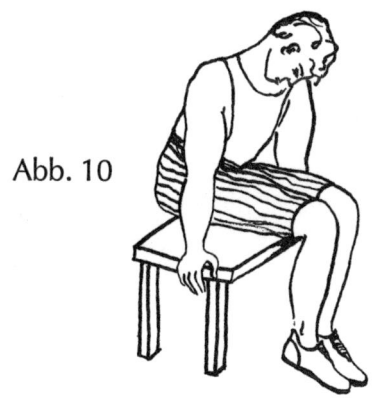

Abb. 10

Aber Aufstehen kann noch schwerer sein. Versuchen Sie sich aus der gleichen Haltung zu erheben, aber wieder mit hängenden Armen und gerade aufgerichtetem Oberkörper – und ganz, ganz langsam. Das Abheben scheint fast unmöglich zu sein, und doch, mit der letzten Kraft (ohne Schlenkern der Arme oder Vorbeugen) schaffen Sie es. Und Sie stehen ganz langsam auf.

Wenn Sie das einmal geschafft haben, sind Sie schon gut. Bei der nächsten Trainingsrunde können Sie es zweimal versuchen, aber nie gleich hintereinander.

Zwischen solchen Trainingsetappen sollte immer ein Ruhetag als Pause für die Muskeln eingelegt werden.

Schnelligkeit und Ausdauer – Seilspringen

Auf Empirie kann man sich verlassen. Wenn die Menschheit über Jahrtausende festgestellt hat, daß man Giftpilze nicht essen sollte, daß langes Starren in die Sonne zur Erblindung führt und Whisky aus Eichenfässern einfach besser schmeckt, gelten diese Beobachtungen als Fakten. Wenn man über 3 000 Jahre (schon die alten Ägypter hielten sich so fit) Seilspringen als effektives Ausdauertraining betreibt, darf man dieser Methode wohl trauen. Solange kann sich die Menschheit nicht irren und vor allem Boxtrainer nicht. Denn was für die Schlagkraft der Sandsack, ist eben für Schnelligkeit und Ausdauer das kreisende Seil.

Die Ausrüstung ist bescheiden und leicht zu transportieren. Ein Paar Turnschuhe und ein Sprungseil. Wenn Sie eines kaufen, überprüfen Sie die Leichtgängigkeit (Holzgriffe mit Kugeln an den Enden haben sich bewährt) und die Länge des Seils. Treten Sie auf die Mitte des Seils und ziehen Sie beide Handgriffe seitlich am Körper hoch. Sie sollten bis in die Achselhöhlen reichen.

Springen Sie am besten auf einem leicht federnden Holzboden (Schwingboden), aber es geht ebenso auf Matten, Teppichen oder auf dem Rasen. Nur auf blanken Betonböden sollten Sie nicht springen.

Als völlig ungeübter Seilspringer machen Sie sich erst einmal mit den Tücken des Objekts vertraut. Sie können immer nur mit einem Fuß oder mit beiden Füßen zusammen springen. Sie können das Seil vorwärts wie rückwärts kreisen lassen. Und Sie können hinfallen.

Für Anfänger mit vorwiegend sitzender Lebensweise rechnet man ca. 60 Sprünge pro Minute, Sie hüpfen also jede Sekunde etwa drei Zentimeter hoch. Höher ist nicht nötig und auch nicht erwünscht. Springen Sie mit Musik und stellen Sie sich auf den Rhythmus ein, und steigern Sie Ihre Sprungrate langsam. Schwingen Sie das Seil nur aus den Handgelenken und mit den Unterarmen, nie mit den Schultern. Halten Sie die Knie leicht gebeugt und springen Sie mit dem ganzen Fuß, nicht nur mit den Zehen. Messen Sie nach ein paar Minuten einmal den Puls. Bei allen körperlichen Betätigungen gilt: 200 minus Lebensalter ist die kritische Pulsfrequenz. In ihrem Bereich sollte man nicht zu lange verweilen, vor allem, wenn man untrainiert ist. Die ideale Pulsfrequenz berechnet sich nach 180 minus Lebensalter, bei einem 50jährigen also 130. In diesem Bereich nimmt der Körper am meisten Sauerstoff auf und verbrennt (bei Ausdauersportarten) am effektivsten Fett.

Natürlich sind das nur Anhaltspunkte; Menschen mit Herz- und Kreislaufbeschwerden, hohem Blutdruck, Kopfverletzungen usw. haben andere Belastungsgrenzen. Auf jeden Fall ist es ratsam, sich vom Hausarzt vollständig durchchecken zu lassen, bevor man mit einem Fitneßprogramm anfängt.

61

Vor dem Seilspringen sollten Sie ein paar Dehn- und Streckübungen machen, denn kalte Muskulatur ist verletzungsanfälliger. Gut aufgewärmt können Sie nach ein paar Tagen leicht zehn Minuten springen, und wenn Sie das Tempo aufmerksam anpassen, kommen Sie auch nie in den »roten Bereich«. Man sollte (wie beim Laufen oder Radfahren) immer so schnell springen, daß man sich dabei noch ohne große Anstrengung unterhalten kann.

Seilspringen belastet die Gelenke weniger als Joggen und ist trotzdem sehr effektiv. Neben dem kräftigenden Effekt für Herz und Kreislauf, trainiert es Ausdauer und Schnelligkeit, und ein 80 Kilo schwerer Mann verbrennt in der Stunde über 700 kcal.

Wenn Sie Ihrem Körper also wieder mehr Aufmerksamkeit schenken, ist es (bis auf Extrembelastungen und Hochleistungssport) eigentlich egal, wie Sie ihn trainieren. Hauptsache, Sie finden ein paar Übungen, die Ihnen Spaß machen. Suchen Sie nach Abwechslung, machen Sie Erfahrungen in den verschiedenen Disziplinen (Gymnastik, Leichtathletik, Mannschaftssport und Ballsportarten), animieren Sie Freunde zum Mitmachen und beobachten Sie die Veränderungen Ihres Körpers aufmerksam.

Wenn Sie sich anstrengen, sollten Sie sich auch entspannen. Gönnen Sie sich mal eine Sportmassage, einen Sauna- oder Dampfbadbesuch und ausgiebigen Schlaf.

Der Adam des Tischlein deck dich ist aber auch der Genießer, der Völler, Schlemmer und Saufaus – und diese Seite haben die meisten von uns sicher ausführlicher gelebt als die des abenteuerlustigen Gipfelstürmers. Das ist ja auch leichter.

Obwohl der Sportler wie der Schlemmer zusammengehören, sie bilden eben nur die Vorder- und Rückseite derselben Medaille: Am Anfang »erlebt« man seinen Körper in den Hochgefühlen des Sich-Austobens – der Sprung von der Felswand in kristallklares Wasser, die Schußfahrt über den Gletscherhang, Tennisdoppel in glühender Mittagssonne –, dann kommen andere Höhepunkte. Egal ob gebeizte Lachsforelle oder Schweinebraten, Gewürzpudding in Cognacsauce oder Apfelstrudel, dazu kühle Biere, schwere Weine und exotische Mixgetränke. Jetzt erlebt man den Körper per Gaumenlust und Zungenschlag. Und wie Marathonläufe hinterlassen auch achtgängige Menüs ihre Spuren. Der Adam ist gezeichnet.

Und irgendwann erschrickt er. Der Schwimmreifen über seinem Gürtel, das Hecheln auf der Treppe im dritten Stock, der Magenbitter nach dem Mittagessen, die Müdigkeit am Nachmittag, die geschwollenen Augenlider am Morgen... Aber all das fällt ihm an einem einzigen Tag auf, und eine unangenehm knarzende Stimme ruft: »Adam ist tot!«

Stimmt nicht. Adam hat sich nur ganz folgerichtig entwickelt – so wie ein altes Fahrrad hat er sich da und dort ein paar Beulen und Kratzer eingefangen (was seinem Charme übrigens keinen Abbruch tut), das Reifenprofil könnte tiefer sein, und der vierte Gang quietscht etwas, wenn man ihn zu schnell schaltet – aber wer dieses Fahrrad fährt, der kann es auch bedienen. Und wir sollten uns nicht einfallen lassen, jetzt plötzlich ein ganz neues Rad haben zu wollen oder ein ganz anderer Fahrer zu sein. Denn dadurch kann viel zu Bruch gehen. Das Rad selbst – auf jeden Fall sein Charme.

Denn die ältesten (und grausamsten) Klischees von Männern »im Wechsel« sind ja die roten Cabrios, die auf einmal dringend sein müssen, die River-Rafting-Weekends, die nahtlose Röhrenbräune und die vorgebleichten Jeanshemden. Etwa so beeindruckend wie ein Digitaltacho auf einem schönen alten Hollandrad. Es fährt nicht besser, es schaut nur albern aus.

Aber das heißt nicht, daß man alte Räder verkommen lassen sollte – man kann sie putzen, schmieren, Bremsbeläge und die Kette wechseln und sie vor allen Dingen oft fahren. Und für Adam gibt es in jedem Alter genug zu tun.

Wie man ein Fahrrad nicht pflegt:
- Mit Lack – sprich Färbemittel für die Haare, Sonnenbräune aus der Tube oder übertriebenen Sitzungen unter UV-Lampen.
- Mit neuen Armaturen – sprich Klamotten aus der Studentenzeit, gefärbten Haftschalen und verspiegelten Sonnenbrillen, Golfhandschuhen und Basketballschuhen.
- Mit Rennsportreifen – sprich wilde Diäten und Hungerkuren, rasante Joggingeinlagen und verbissenes Treppensteigen, Vitaminbomben und asiatische Wunderpillen.

Was für die Kondition gilt, gilt auch für die Ernährung: Keine Panik. Keine Gewaltmärsche, die doch nur in erschöpfender Frustration enden. Man hält nur das durch, was Spaß macht, und man stellt nur soviel in seiner Routine um, was man lustvoll hinnehmen kann. Essen und Trinken gehören dazu. Wir wissen alle, wie unsere optimale Ernährung aussehen würde, aber nur wer sich schon jahrelang wie von selbst so bewußt gefüttert hat, kann diese Riesenanstrengung auch konsequent durchhalten. Darauf kommt es an: Nicht einmal die extreme Gesundheitsbombe, sondern anhaltende Konsequenz. Da ist weniger mehr, Lust besser als Einsicht, der Kompromiß der König aller Diäten.

Adam ist ein Lustmensch (außerdem hat er ja das sagenhafte Tischlein deck dich, warum also soll er sich selbst vergewaltigen?!), und Lustmenschen hören nicht auf die schlauen Kommentare des Kopfs, sie glauben dem Bauch. Sie sind der Bauch.

Also muß auch der Kompromiß lustvoll sein. Die besten Ärzte sind die, die zwar wissen, was für ihre Patienten richtig wäre, aber gleichzeitig erfassen, was diese im Höchstfall annehmen können. Stellen Sie sich dafür eine schlichte kleine Liste zusammen, in die Sie alle Problem- und Giftstoffe eintragen, die Sie regelmäßig zu sich nehmen. Falls Sie dabei Schwierigkeiten haben sollten, hier ein paar Anregungen:

Zucker, Kaffee, Nikotin, Schlaftabletten, Weckamine, Bier, Wein, Schnaps, fettes Fleisch, weißes Mehl, verbotene Drogen, Kuchen, Süßigkeiten...

Dann streichen Sie eine Abteilung völlig. Damit wollen Sie in Zukunft überhaupt nichts mehr zu tun haben. Überlegen Sie gut. Wahrscheinlich wird es nichts derart Gravierendes sein wie Zigaretten oder Alkohol, aber das ist nicht schlimm. Und wenn es nur die Schlagsahne auf Ihrem Sonntagskuchen ist.

Dann suchen Sie sich eine zweite Abteilung aus, die Sie in Zukunft deutlich zurücknehmen werden. Deutlich. Und für längere Zeit.

Jetzt können schon Themen wie Schnaps oder Schlaftabletten auftauchen. Denken Sie daran: Sie beschließen nicht, ein für allemal damit aufzuhören – Sie widmen dem Thema nur mehr Aufmerksamkeit und wollen den Konsum aufs Nötigste beschränken.

Dann suchen Sie noch zwei weitere Abteilungen aus, die Sie etwas reduzieren. Etwas. So, daß der Spaß nicht darunter leidet.

So. Dafür gibt es jetzt auch eine Belohnung. Sie dürfen sich aus der folgenden Tabelle etwas aussuchen, das Sie sich öfter (sogar im Übermaß) gönnen dürfen. Überlegen Sie gut:

- Dampfbad
- Sauna
- Massage
- Frisches Obst
- Früh zu Bett gehen
- Sex
- Chinesisch essen gehen
- Im Freien ein Buch lesen
- Briefe schreiben
- Alte Freude anrufen und Treffen vereinbaren
- Spazierengehen

Um bei unserem Märchen zu bleiben, Adam ist nicht nur ein Körpertyp – Sportler und Genießer gleichermaßen –, er hat auch das »Tischlein deck dich«, und das ist ebenso sein größter Schatz wie sein größtes Verhängnis. Wenn man sich körperliche Befriedigung, lustvolle Sättigung und Luxus so leicht verschaffen kann, einfach nur indem man drei Worte spricht, dann ist das doch etwas zu einfach. Da regt sich in uns spontan eine Mischung aus Neid und Gerechtigkeitssinn, vor allem, wenn man bedenkt, wie viele Menschen auf dieser Erde hungern oder gar an Unterernährung sterben.

Das »Tischlein deck dich« ist auch zum Symbol für unsere westlichen Wohlstandsgesellschaften geworden, ein ebenso passendes wie bitterböses Bild: Frust und Unzufriedenheit angesichts eines Überangebots an materiellen Dingen. Jeden Tag so viele Steaks wie man will und gerade noch schafft, und wer sich das nicht leisten kann, der darf sich wenigstens die übervollen, mit jeder noch

66

so exotischen Haifischflossenvogelnestertrüffelcremesuppendose vollgestopften Einkaufsregale anschauen – und glücklich sein, daß er nicht in einem Staat lebt, der seinen Bürgern nur leere Regale bieten kann. Dort könnte er sich zwar ebensowenig leisten, aber hier sieht's einfach besser aus.

Adam ist ein Erde-Typ, früher wohl mal Bauer gewesen, er hat hart körperlich gearbeitet (daher seine Konstitution) und hat gegessen, was auf den Tisch kam – und davon möglichst viel. Damals machte das Sinn. Heute hat Adam einen Job, den er morgens nach einer gepolsterten Arschbackentour erreicht, sitzt sich acht Stunden seltsam unbeteiligt durch seine Rentenproblematik, sitzt im Stau nach Hause, sitzt anschließend vor seinem »Tischlein deck dich« und danach vor dem Fernseher. Doch dann kommt etwas Neues: Er legt sich hin.

Gute Nacht!

Das verheißungsvolle Angebot des Zaubertischchens ist zu einem Fluch verkommen, denn all die schönen Erlebnisse, die ein rechtes Adamleben bieten könnte, muß man nun durchs Immer-besser-immer-mehr-immer-exklusiver-Fressen-und-Saufen überkompensieren. Unaufhaltsam schwillt sein Leib, und Adam sieht's mit Grausen. Ausgerechnet er!

Aber eigentlich ganz folgerichtig, denn jemand, der so aufs TUN konzentriert ist, kann schlecht etwas LASSEN. Und außerdem ist die Verlockung des »Tischlein deck dich« zu groß.

Aber das ist schon die zweite Falle, denn wir bestimmen doch eigentlich selbst, WAS auf diesem Tischchen zu erscheinen hat. Wir bestimmen das WAS, WIEVIEL und WANN, aber der scheinbaren Schicksalsverstrickung, die uns die Nahrung »aufnötigt«, können wir bei all unserer

Intelligenz und Willenskraft nicht entrinnen. Statt dessen läßt der um den Hals und die Leibesmitte inzwischen reichlich geschwollene Adam immer neue Diäten und geheimnisvolle Gerichte auf seinem Tischlein erscheinen – Gerichte, denen die Sage zuschreibt, daß man abnimmt, wenn man sie zu-sich-nimmt. Am liebsten ißt Adam den Zauberbrei, von dem man um so mehr abnimmt, je mehr man davon zu sich nimmt. Das glauben sie nicht?

Das wunderbare und leider viel zu früh verstorbene Schweizer Magazin AHA! hat sich 1989 einen netten Gag geleistet, der allerdings fast zu einem Staatsaufstand geführt hätte. Die eidgenössischen Satirepäpste druckten eine Meldung, nach der der Süßstoff Assugrin – bekanntlich schon immer mit Null Kalorien behaftet – in einer neuen Variante erhältlich sei: ASSUGRIN LIGHT. Dieses revolutionäre Produkt enthielte den Wirkstoff Kalomin, einen der Kamille verwandten brasilianischen Blütenextrakt, der die Eigenschaft hätte, Kalorien zu vernichten. Je mehr Zuckerersatz, desto weniger Speck!

Und tatsächlich liefen die Telefone in der Redaktion wochenlang heiß, und die Aufklärung, hierbei handele es sich um Satire, sogar um eigentlich leicht erkennbare, beruhigte die Anrufer nicht. Die Enttäuschung war groß – die Beschimpfungen für Schweizer Maßstäbe radikal.

Aber angeboten werden solche Wundertränke und Zauberbreis leider nicht nur von Satiremagazinen – und gekauft werden sie nicht von EsoterikerInnen und Wundergläubigen, sondern von gestandenen Adams (und Evas).

Ach, und wenn dieser Zauberbrei auch noch gut schmecken würde...

Da fliegen die Menschen auf den Mond, aber eine schlagkräftige Diät, einen Fettvernichter, der wie auf

Knopfdruck funktioniert, haben sie immer noch nicht hingekriegt. So sinniert Adam und läßt in schöner Regelmäßigkeit Weizenflocken, Blähstoffe, Sojakeime, rosafarbene Wackelpuddings und Knäckebrote mit Light-Butter und zuckerfreier Marmelade auf seinem Tischlein erscheinen. Natürlich auch immer wieder mal Schweinshaxen, Käsefondues und große Pokale voller Rotwein. Eben wie im Märchen. Nein, schlimmer.

Denn Adam liest immer noch jede Menge Märchen – pardon – Ernährungstips, neueste Forschungsergebnisse und Inhaltsangaben von Diätlimonaden. Erst war er verwirrt, jetzt ist er böse.

Auf nichts kann man sich mehr verlassen: Früher war Cholesterin böse. Daß ein hoher Cholesterinspiegel gefährlich ist, das weiß man, damit lebt man seit Jahrzehnten. Statistisch sterben eben mehr Menschen mit diesen hohen Blutfettwerten an Herzerkrankungen als andere. Daß man aber auch an Statistiken sterben kann, zeigt eine neue Untersuchung der University of California in San Diego, USA. Über 1 000 Männer zwischen 50 und 89 waren die Testpersonen – das Ergebnis: eine Warnung vor unkontrollierter Reduktion des Fettgehalts in der Nahrung. Männer mit niedrigem Cholesterinspiegel leiden häufiger an Depressionen und weisen ein höheres Selbstmordrisiko auf. Trotzdem bestreiten die Autoren dieser Studie nicht, daß der Trend zu fettarmer Ernährung wegen der großen Zahl an Erkrankungen der Herzkranzgefäße trotzdem richtig ist, aber...

Oder Süßstoff. Süßstoff hilft beim Abnehmen. Denkste. Jetzt finden englische Wissenschaftler plötzlich heraus, daß Testpersonen nach einer Mahlzeit mit Süßstoff ein wesentlich stärkeres Hungergefühl entwickeln als andere, die Zucker verwenden. Ha!

69

Oder Knäckebrot. Das ist ja wohl mit Sicherheit kalorien-
ärmer als eine Semmeltüte, von ihrem Inhalt mal ganz zu
schweigen. Tatsache ist, daß es um ein Drittel mehr Kalorien als etwa Vollkornbrot hat – es ist einfach nähr-
stoffreicher, weil es so wenig Wasser enthält.

Adam schwillt der Kamm.

Und wie steht's mit der verteufelten Butter? Die wird
doch wohl noch fetter als Margarine sein! Falsch; sie hat
sogar den genau gleichen Kaloriengehalt.

Aber wenigstens Spinat ist doch so enorm eisenhaltig und
Nudeln machen dick und viel Öl ist ungesund und Hummer gesund und Rind- ist besser als Schweinefleisch...

Sorry. Das mit dem Spinat war ein peinlicher Satzfehler,
der sich über Jahrzehnte und durch Abertausende von
Büchern zog. Das Komma war schlicht um eine Stelle
verrutscht. Statt 35 mg hat roher Spinat nur 3,5 mg Eisen
pro 100 Gramm, gekocht (und so wurde er dem kleinen
Adam ja schließlich eingelöffelt) nur 0,35 mg. 100
Gramm Paranüsse haben das Zehnfache, Schweineleber
gar das Zweiundsechzigfache! Na ja, Kommafehler.

Und Nudeln sind ganz harmlose Gesellen. Sie liefern
wichtige Kohlehydrate, die leicht verdaulich sind und
vom Körper schnell in Energie umgesetzt werden.

Das Öl? Auch Fehlanzeige – gerade die kaltgepreßten,
nicht raffinierten Öle versorgen uns mit den so gesunden
ungesättigten Fettsäuren.

Na, und Hummer sind zwar fettarm, aber enthalten viel
Cholesterin (200 mg pro 100 Gramm), und Rind ist nicht
besser (jedenfalls nicht fettärmer) als Schwein. Und Hor-
mone und Arzneimittelrückstände kann es genauso enthalten.

Jetzt fehlt nur noch, daß Kartoffeln weniger Kalorien als
Reis haben!

Genauso ist es. Und durch ihren hohen Kaliumgehalt entwässern sie den Körper auch noch brav.
So? Dann machen wir halt auch noch eine Kartoffelkur.

Blitzgescheit: *O Adam, du armes Ei! Wie kann man nur so doof, haltlos und verfressen sein? Streng doch einfach deinen Grips an, kauf dir eine Kalorientabelle und friß weniger als du verbrauchst!*
Charisma: *Oder verbrauch mehr. Ich sage nur Martina...*
Adam: *Laßt mich in Ruhe. Ich hab einfach keine Lust mehr... ich brauch jetzt eine Schweinshaxe und ein Bier...*

Nach den ersten Diäterfahrungen ist Adam verzweifelt. Vor allem, nachdem er gelesen hat, daß Diäten eigentlich nur dicker machen. *The less you diet, the more you loose* sagen die Amerikaner, denen man in ihrem Light- und Hamburger-Rausch solch tiefe Einsichten eigentlich nicht zutrauen möchte – je weniger Diäten du machst, um so mehr nimmst du ab. Die Statistik ist brutal: Häufige Hungerkuren machen dick. Und das aus verschiedenen Gründen.
Zum einen sind die Gerne-Diätler von der Anlage her Wundergläubige, die sich nicht wirklich mit ihrem Körper und Eßverhalten auseinandersetzen möchten, sondern schnelle Knopfdruck-Lösungen bevorzugen. Und scheuklappenwild alles glauben. Je schneller, je weniger Aufwand, um so lieber. Kartoffel-Diäten, Eierkuren, Wein und alte Semmeln, Trennkost, Obsttage, Quellpampe, exotische Früchte und Prominentenkuren aus Hollywood...
Wenn sie stolz auf ein paar Pfunde weniger verweisen, geht's munter weiter. Erstens glauben sie jetzt, daß man sich ja immer ganz leicht wieder entspecken kann, zwei-

tens brauchen sie nach der schlimmen Zeit schon ein paar Leckerbissen als Belohnung.

Dabei sind die Fettreserven gar nicht angegriffen worden, das meiste war Gewebewasser, das »verdampft« wurde. Und die paar Leckerbissen nimmt der Körper schnell und gierig wieder auf, denn er hatte schon Angst, daß es länger so weitergehen könnte. Unser Körper weiß nämlich nichts davon, daß wir abnehmen wollen. Er glaubt, daß wir gerade eine Mangelperiode erleben und will uns vor dem Hungertod retten. Das macht er sehr geschickt, denn er hat in Jahrtausenden gute Tricks entwickelt, wie er unsere Energiereserven schützen kann. Ein Energiesparer!

Er schaltet die Körperfunktionen auf niedrigstes Niveau, reißt jede Kalorie erbarmungslos an sich und bunkert sie. Er senkt die Körpertemperatur, damit wir frieren und uns ins warme Bett legen. Wir sind müde, schlecht gelaunt, der Speck schwindet nur widerwillig.

Irgendwann einmal hat Adam die Nase voll von Diäten und kauft sich Bücher über komplette Ernährungssysteme, bei denen alles ganz anders sein soll. Er liest über Ayurveda-Rezepte, Vollwert-Ernährung, Vegetarismus und Hildegard von Bingen. Er kauft sich Keimtöpfe für Sojasprossen und weiß, welches Gemüse Yin und welches Yang ist.

Alle Ernährungslehren sind falsch. Jedenfalls, wenn sie einen Absolutheitsanspruch aufstellen. Schon Paracelsus wußte um die Dosierung – alles ist schädlich, wenn man es in der falschen Dosierung anwendet.

Sie können sich mit ökologisch gezogenen roten Beten vergiften, mit Kamillentee und mit völlig giftfreien Champignons. Und Sie können sich natürlich mit Diätriegeln einen Ranzen anfressen, während andere (und zwar immer die anderen) bei Doppelportionen von Kalbshaxe mit Kartoffelgratin mager bleiben.

Diese Ungerechtigkeit verfolgt Adam sein Leben lang. Aber das glaubt er nur jetzt, in dieser Krisenzeit, in der soviel zusammenkommt – früher hat er nach der Kalbshaxe noch Tennis gespielt, mit zwei Blondinen die halbe Nacht durchgetanzt und mit der einen die restliche Nacht verbracht.

Adam hat eigentlich nur zwei Alternativen: Entweder er nimmt diesen neuen Körper an (heimlich findet er ja vielleicht, daß dieser Bauch nicht schlecht zu ihm paßt), oder er klärt vorher seine Probleme mit »Blitzgescheit« und »Charisma«. Denn der Grund dafür, warum die Wampe plötzlich so an Gewicht und Gewichtigkeit zunimmt, ist nicht das Essen – es ist ein Wechsel im Gleichgewicht. Etwas anderes hat nachgelassen, irgendwo ist er leichter, dünner, verletzlicher und unklarer geworden. Und die Fettzellenbataillone sorgen nun für verstärkten Schutz und Stabilität.

2. KAPITEL

ESEL STRECK DICH

»Es ist der Erfolg, der große Männer macht.«
Napoleon I.

»Verschwende deine Talente nicht an den Beruf, mach
ein Hobby daraus!«
Sam F. Bucca

Im Märchen macht der zweite Schneidersohn eine Lehre als Müller.

In Wirklichkeit lernt er Bankkaufmann, holt im Abendstudium sein Abitur nach, studiert Soziologie, Medienwissenschaften und im Nebenfach Psychologie, volontiert bei einer internationalen Werbeagentur, wechselt als Moderator für eine Talk-Show zu einem Privatsender, schreibt ein paar freche Bücher, heiratet die Tochter eines norddeutschen Verlegers und handelt inzwischen mit Filmrechten. Er würde sich totlachen, wenn man ihn in einen Zusammenhang mit dem Grimmschen Märchen brächte.

»Ja, einen Goldesel, einen echten Geldscheißer – wenn ich den hätte, würde ich auf der Stelle mit dieser Wahnsinnshetze aufhören. Einfach mit meiner Frau auf eine Mittelmeerinsel ziehen, kleines Häuschen, Gemüse anbauen, Fischen, viel lesen und zufrieden in der Sonne sitzen...«

Man muß ihm nicht jedes Wort glauben, denn ein Mann mit seiner Karriere lügt schon quasi zwanghaft. Oder besser gesagt, er stellt sich medienwirksam dar.

Dieser Mann heißt »Blitzgescheit«, obwohl er manchmal auch strohdumm sein kann, borniert, einseitig und mit völlig verrosteten Denkmodellen – aber der Name paßt irgendwie gut zu ihm.

Nach dem »Adam« ist »Blitzgescheit« aber auch das zweite Krisenthema der Männer, wenn sie sich den Wechseljahren nähern. Mit dem Adam konnte man die wilden Jungenspiele treiben, als Peter Pan die Seeräuber verdreschen oder von Scheunendächern in Heuhaufen springen. Das Echo dieser Figur suchen alle Frauen in uns um es zu lieben, sie durchforschen unsere Gesichter nach dem kleinen Rest von Bubengrinsen und verherrlichen es manchmal ein bißchen zu heftig, aber wir freuen uns trotzdem. »Blitzgescheit« ist zwar auch ein Junge, aber er hat irgendwann einmal beschlossen, Karriere zu machen. Nicht, daß er dieses wichtige Gewusele ins Erwachsenenleben nicht auch als Spiel begriffen hätte, aber mit der Zeit hat er auch gelernt, daß dieses Spiel seine Eigendynamik bekommt. Man kann es nicht mehr beenden. Man kann es zwar immer ein bißchen anders spielen, man kann neue Spielbretter und Figuren ausprobieren, aber man kann nicht damit aufhören. Manche »Blitzgescheits« sind wie süchtige Spieler, die nicht dem Erfolg, sondern dem Effekt des aufgeregten Magenkribbelns hinterherjagen. Das sind die, die für die Augen der anderen jedes Ziel erreichen, selbst aber im Moment des Erfolges jedes Interesse verlieren und die nächste »spannende Aufgabe« anvisieren. Sie sind gar nicht so selten wie man vielleicht glaubt. Es sind nicht nur Restaurantketten-Gründer, Immobilienspekulanten und Firmensanierer, es gibt genügend Dachdeckermeister, Versicherungsvertreter und Autohändler unter ihnen.

Aber die meisten der »Blitzgescheits« können nicht mit dem Spiel aufhören, weil sie sich in Zwänge und Abhängigkeiten verstrickt haben. So sagen sie jedenfalls, und das glauben sie sich auch.

Was die Krise der Wechseljahre auch immer ausgelöst haben mag – die zerbrochene Partnerschaft, ein schockierter Blick in den Spiegel, eine Krankheit oder plötzliche Depressionen –, gleich danach wird »Blitzgescheit« seine Stimme erheben und darauf hinweisen, daß er schon lange (viel zu lange) leidet.

Adam: *Du hast's gerade nötig. Du jammerst doch, seit ich dich kenne!*

Blitzgescheit: *Ich bin auch der einzige, der ständig gefordert ist. Ich trage die Verantwortung, ich halte schließlich unser Leben am Laufen...*
Adam *(hüstelt sarkastisch)*
Blitzgescheit: *...ich muß das verdammte Geld verdienen, mich um Termine kümmern, jeden Tag in die Streßmühle*
Charisma: *Komm mir bloß nicht damit, daß du das wegen UNS tust. Das ist ganz allein DEIN Trip!*
Adam: *Genau. Wir hätten's ganz gerne etwas entspannter.*
Charisma: *Mehr Sex.*
Adam: *Bergsteigen, mit den Kumpels auf der Hütte saufen...*
Charisma: *Mal ein paar intelligente Leute treffen...*
Adam: *...lange Frühstücken, Radtouren...*
Charisma: *...ins Konzert gehen, Frauen kennenlernen...*
Blitzgescheit: *SCHLUSS!! Ich habe meine verdammten Verpflichtungen und ich stehe dazu; das werden solche Leute wie ihr nie verstehen!*
Adam: *Ach.*
Charisma: *Dann jammer doch nicht.*
Blitzgescheit: *Und ich hatte euch für Freunde gehalten...*
Adam: *Fehler. Wir sind Brüder, vergiß das nicht.*
Charisma: *Siamesische Drillinge.*

Adam ist der kräftige Naturbursche, der fett und kurzatmig wird, wenn er in die Jahre kommt. Blitzgescheit behält seine Figur. Er ist der drahtige, schmale Typ, der Marathon-Mann (der natürlich nie im Leben an einer derart uneffektiven Veranstaltung teilnehmen würde), das quirlige Stehauf-Männchen und ein dynamischer Liftfahrer. Blitzgescheit ist unsportlich, weil er keine Zeit für Sport hat, er ernährt sich schlecht und unregelmäßig, weil er für ausgiebiges Essen keine Zeit hat, und er raucht viel. Na gut, er trinkt auch viel Kaffee und zu Streßspitzen auch ein paar Schnäpse, und wenn er Musikpromoter oder Art Director ist, nimmt er ab und an auch mal eine Nase Koks.

Er raucht viel und wehrt alle gutgemeinten Warnungen von Freunden mit lässigen Sprüchen ab. »Rauch konserviert – Prinzip Räucherschrank.«

Seine Haut war nie die beste, aber wenn er in die Krise kommt, wird sie schlagartig fahl. Blitzgescheits Krise bricht meist aus, weil er nicht mehr an seinen Esel-streck-dich glaubt.

Dieser Esel bedeutet für »Blitzgescheit« sehr viel: Das ständige Aufsteigen, sich weiterentwickeln, mehr verdienen und besser leben, mehr Macht und Achtung, blitzende Rangabzeichen und wichtige Besprechungen, einflußreiche Freunde und immer noblere Geschäftsessen, silbergraue Automobile und Flugreisen in der Busineß-Class.

Karrieresturz?

Worte sind entlarvend. Manche Leute gehen ihr Leben lang zur Arbeit (sie sagen manchmal sogar »auf Arbeit«), manche haben eine Laufbahn, andere machen Karriere. Alles eine Tempofrage.

Wer seine Arbeit verrichtet, tut das in einem bestimmten Tempo – bei Pferden würde man Schritt sagen. Leute mit Laufbahnen – Trab – sind schon etwas schneller, obwohl sie nicht unbedingt mehr arbeiten. Die es noch eiliger haben, sehen ihren Beruf als Rennbahn an. Und aus dem französischen Wort dafür (carriere) ist tatsächlich unsere heute scheinbar so unausweichliche Karriere geworden. Eine Zeitlang haftete dem Wort noch etwas Negatives an (der Karrierist ist eben ein Streber und Postenjäger), aber inzwischen ist aus dem wilden Galopp der ganz normale Berufsaufstieg geworden.

Jeder macht seine Karriere, jeder wird etwas, aber für jeden bedeutet diese Entwicklung im Berufsleben auch etwas anderes. Die verschiedenen Karriere-Typen haben auch verschiedene Esel zur Verfügung, und für jeden Esel kommt die Krise anders.

KLEINE ESEL-TYPOLOGIE

Der Standard-Esel

So nennen wir die schlichte Grundausstattung, wie man heute Mittelklasseautos »ohne Extras« angeboten bekommt. Ohne elektrische Fensterheber, ohne Colorverglasung, ohne ABS und Prallsack, ohne Zentralverriegelung. Aber sie fahren eigentlich ganz prima. Der Standard-Esel hat eine folgerichtige Laufbahn hinter sich. Im nachhinein könnte man sagen, er hat alles bedächtig und wohlüberlegt aufeinander aufgebaut: Mittlere Reife, Volontariat bei einer Spedition, Bundeswehr mit Erwerb aller Führerscheinklassen, eine Frau mit kaufmännischer Ausbildung, ein paar Jahre Fernfahrerpraxis, Sachbearbeiter bei einer Kunstspedition, Prokura, Geschäftsführer...

Aber eigentlich hat er sich nur vor dem Wind treiben lassen, praktisch und pragmatisch entschieden, seine Träume im Handschuhfach der Realität abgelegt, nicht verdrängt, sondern zu Hobbys gemacht.

Diese Laufbahn ist die verbreitetste, bei Kaminkehrern wie bei Geschichtsprofessoren, bei Lehrern, Postlern, Vertretern ebenso wie bei Berufssoldaten und Berufsmusikern.

Da haben wir schon einen Unterschied – es gibt Musiker und »Berufsmusiker« – obwohl erstere durchaus auch eine klassische Ausbildung hinter sich haben können. Aber es macht eben einen Unterschied, ob man sich in einem künstlerischen Beruf (der immer noch quasi zwangsläufig eine Unsicherheit mit sich bringt) nur wohl fühlt, wenn man gleichzeitig Beamtenstatus anstrebt. Natürlich ist der erste Geiger der Wiener Philharmoniker kein schlechterer Musiker als Brian Eno, er hat seine Laufbahn nur anders beschlossen. Er hat einen Standardesel.

Wenn Männer mit diesem »Esel-streck-dich« in die Krise kommen, versteht das oft niemand. Was will er denn? Hat er nicht alles erreicht, was er erreichen konnte?

Ja, das stimmt schon, aber das ist meist auch schon das ganze Problem. Der Beamte im Patentamt, der nach über 30 Amtsjahren Regierungsdirektor ist, hat das Ende seiner Laufbahn erreicht. Er verdient nicht schlecht, hat seine Sekretärin und die Arbeit hält sich in Grenzen, er darf ein paar nette Dienstreisen absolvieren und im Kasino speisen – und er kann sich auf eine ordentliche Pension freuen. Keine schlechte Aussicht, wenn man das Gestrampel der Jüngeren, Selbständigen oder gar Arbeitslosen um sich herum betrachtet. Und trotzdem ist der Esel räudig geworden. Denn jetzt fällt es zum ersten Mal auf, was dieser Standard bedeutet – außer Sicherheit und Schutz auch Begrenzung. Die eigene Entscheidung wird auf ein paar Rituale begrenzt: Bearbeite ich die Unterschriftenmappe von vorne oder von hinten, biete ich meinen Sachbearbeitern Kaffee an oder nicht und nehme ich meinen Sommerurlaub im Juli oder August. In der Krise bricht lähmendes Entsetzen aus, die Arbeit selbst wird in Frage gestellt, Langeweile und Sinnlosigkeit werden als Themen zaghaft in Betracht gezogen. Aber als Anstoß, etwas zu verändern, reicht das kaum. Die finanzielle Sicherheit ist zu schwergewichtig, die Möglichkeiten (innerhalb des Amts? in die freie Wirtschaft?? selbständig machen???) spärlich und nur für Abenteurer denkbar. Aber Abenteurer reiten keinen Standard-Esel. Damit hat sich die Katze endlich wieder am Schwanz – um etwas zu ändern, müßte man ein anderer sein, einer, der sowieso von Anfang an alles anders gemacht hätte.

In der Kategorie der Standard-Esel wird das »Hobby« gefeiert. Der Esel ist fürs Geldverdienen, für Spaß und Lebensfreude steigen wir in jeder freien Minute aufs Steckenpferd um. Diese klare Trennung hat auch zu der momentanen Krise beigetragen (und mit ihr soll sie auch noch bewältigt werden!), man hat sein Hobby nicht zum Beruf gemacht, weil Spaß und Arbeit nicht zusammengehören. Zum Beruf fühlt man sich berufen (man wird von außen gerufen), die Liebhaberei ist der innere Ruf, den man minder achtet – oder der eigenen Potenz mißtraut.

Standard-Eseln, die nicht wirklich bedroht sind, kann und muß man nicht helfen. Sie machen die Krise oft sogar nur zur tragischen Attitüde und können sich schnell wieder mit verstärkten Freizeitaktivitäten besänftigen.

Aber es gibt auch bedrohte Standard-Esel. In vielen Berufszweigen fällt die Rationalisierungswelle kahlschlagartig ein, qualifizierte Arbeiter werden durch schlichte Computerprogramme ersetzt, die wiederum von qualifizierten Arbeitern überwacht werden – nur sind das nicht dieselben! Man hat Handsetzern zwar angeboten, sich als Datentypisten umschulen zu lassen, aber der Erfolg war mager. Denn es ging bei der Berufswahl nicht darum, möglichst viele fehlerfreie Worte in der Minute zusammenzustellen, sondern um ein ganz anderes Medium; um Metallklötze, die sich auf einer Schiene geschickt versammelten, um Gerüche und Farbe (die sich nur äußerst schlecht wieder entfernen läßt). Die Alternative, daß es »doch eigentlich« mit dem Computer ums gleiche geht, nämlich um die Vorarbeit für eine Druckseite, stimmt eben nicht, wenn rakelerfahrene Zeigefinger auf der Tastatur herumhacken, in einen übergroßen Bildschirm blinzeln und als Ergebnis ihrer Arbeit nur ein schnelles Schnarren auf der Festplatte hören. Die Arbeit ist getan und – welche Verbesserung – man muß sich hinterher nicht einmal die Hände waschen.

Für einen Unternehmer ist es tatsächlich egal, wie eine Zeitschrift entsteht – solange sie nur hinterher immer noch gleich aussieht –, aber für die Leute, die sie herstellen nicht. Die Tätigkeit ist nicht gleich der Arbeit, und wenn die Arbeit bedeutet, daß die Motorhaube des Golf angeschraubt werden muß, dann hat es der Mechaniker früher eben selbst gemacht; jetzt schaut er nur noch einem halbautomatischen Schraubroboter zu und hofft, daß der endlich mal wieder pfuschen möge. Dann darf er nämlich wieder selber ran.

An dieser Umstellung entzünden sich viele Krisen für Standard-Esel. Geplant oder nicht, jedenfalls hat man einen »sicheren« Pfad eingeschlagen, alle Voraussetzungen und Prüfungen erfüllt, gelernt und Erfahrung gesammelt – und daraus wurde eine Ersatz-Automatik entwickelt. Im besten Fall behält man seinen Arbeitsplatz (und fühlt sich erbärmlich, überflüssig und schnöde um Selbstwert und Einsatz betrogen), im schlimmsten Fall verliert man seine Arbeit.

Und dann greifen die anderen Mechanismen. Menschen mit wertvollen Erfahrungen und Kenntnissen durften vor 20 Jahren auch noch um die Fünfzig sein und wurden trotzdem eingestellt. Ein altes Programm arbeitete damals noch in den Unternehmerköpfen, daß nämlich Menschen auch mit ihrer Arbeit reifen und immer besser werden, so wie die meisten Rotweine. Heute muß man schon eine Koryphäe in biologischer Kriegführung sein, um überhaupt noch als vermittelbar zu gelten.

Das ist das Drama, wenn man mit einem Standard-Esel beschenkt wurde. Wie man damit umgehen kann, wird sich später zeigen.

Der Spring-Esel

Esel sind genuin bockige Tiere, auch wenn wir sie in diesem Sonderfall nur als Geldscheißer ansehen. Karrieren können stetig oder sprunghaft verlaufen, in diesem Fall letzteres.

Der Spring-Esel ist der typische Quereinsteiger, der seine Laufbahn gegen den Strich bürstet und viel anfängt, viel beendet. Er geht in einem sehr unpassenden Moment von der Schule ab, beginnt eine Lehre in einem aussichtslosen Beruf, importiert ein Jahr lang handbemalte Lackdosen aus Taiwan, belegt Abendkurse und fährt nebenbei Taxi, holt sein Abitur nach und studiert trotzdem nicht, arbeitet in einer Galerie für naive Kunst und studiert dann doch und macht schließlich eine Bildagentur für Kinderfotos auf.

Der Spring-Esel kommt in zwei Ausführungen vor: Die eine kennt nur kurze Krisen und versteht diese auch als kleine Erschöpfungspausen, die andere lebt in Dauerkrise.

Das bockige Verhalten im Berufsleben kann ein Zeichen von heiter-entspannter Lebenssicht sein, die Arbeit und Beruf als ebenso spielerischen Anteil des Lebens versteht, wie Essen, Reisen und Lieben. Das hat viel mit der Sozialisation zu tun, wie man es von den Eltern abgeguckt hat, was in einer bestimmten Zeit und im eigenen Umfeld möglich und »anerkannt« war. Lebenslustige Spring-Esel sind geschützt. Sie werden keine Dramen erleben, weil sie wissen, daß es (wenigstens im Berufsleben) keine gibt. Die kleinen Irritationen jenseits der 40 sehen sie höchstens als neue Herausforderungen an und freuen sich darüber. Sie haben meist auch kein Problem mit dem Übergang ins Rentenalter – sie ignorieren ihn schlicht und arbeiten einfach weiter.

Die Spring-Esel aus Angst oder Unfähigkeit sind da viel schlimmer dran. Sie zucken vor Aufgaben meist dann schon zurück, wenn es erst in die erste »ernsthafte« Runde geht, nicht aus mangelndem Zutrauen, sondern aus innerer Zerrissenheit.

»Ist es wirklich das, was du dein ganzes Leben lang machen willst?!«

Sie gehen immer davon aus, daß Menschen mit dem Job in Rente gehen, mit dem sie als 18jährige begonnen haben. Obwohl sie die Realität eigentlich beruhigen könnte. Aber sie wollen nicht beruhigt sein.

»Werde ich mit dieser Arbeit wirklich glücklich werden?«

Natürlich nicht, weil du sie gar nicht richtig annehmen wirst.

»Hat dieser Beruf überhaupt Zukunft? Sonst stehe ich in zehn Jahren ohne Arbeit da, und dann sieht es wirklich düster aus!«

Es ist leicht verständlich, warum die Krise in den Wechseljahren bei diesem Typ nicht besonders auffällt. Er hat sein ganzes Leben lang Krise. Dann kommt nur noch erschwerend hinzu, daß er jetzt nicht noch einmal umsteigen kann. Als ob es gerade jetzt das letzte Mal und »endlich das Richtige« wäre.

Die Art, sich so treiben zu lassen, hat etwas Selbstzerstörerisches an sich, auf jeden Fall deutet der ziellose Wechsel von einer Aufgabe zur nächsten darauf hin, daß man sich selbst nicht ausgiebig betrachtet. Daß man sogar eine Scheu davor hat.

Starke Mütter können solche Söhne noch mehr verderben, als sie es sowieso schon sind. Man muß nicht unbedingt weiter bei seiner Mutter wohnen, wenn man den Prozeß der Adoleszenz vermeiden will, aber es ist ein starkes Zeichen dafür. Sich zu weigern, ins Erwachsenenalter einzutreten, lag noch nie so im Trend wie heute. Aber wie lange kann man dieser Verpflichtung aus dem Weg gehen? Nach George Bernard Shaw kann man sich wenigstens bis zum dreißigsten Lebensjahr »als unleidlicher Vagabund, als eine Null, die innerlich gequält wird von der eigenen Feigheit und Unfähigkeit« durchschlagen. Es geht natürlich inzwischen noch länger, diese Aussagen sind immerhin schon 100 Jahre alt.

Aber die Krise kann sogar bei heillos verloren geglaubten Spring-Eseln als heilsame Therapie wirken. Sie müssen sich nur die richtigen Fragen stellen. Davon später.

Der Steh-Esel

Der Steh-Esel (kurz Stehsel genannt) unterscheidet sich vom Standard-Esel in einem wichtigen Punkt – auch wenn seine Krise in den Wechseljahren ähnlich aussehen sollte –, er hat alles in seinem Leben »durchgestanden«. Auch den Marsch in die Krise. Bei ihm stellt sich ebenso das Gefühl ein, daß er sich nicht mehr verbessern kann, daß alle Apfelbäume schon geräubert und alle Frauen geschwängert sind. Aber er hat es wenigstens getan! Im Gegensatz zum Standard-Esel, der seinen Lebenspfad ergeben entlang getappert ist – der Steh-Esel ist ein Zielsetzer und ein Treffer. Er ist emsig und er hat Spaß daran. Aber tatsächlich, wenn er sein Ziel erreicht hat, hat das Leben viel von seinem Reiz verloren. Meist ist der Steh-Esel aber viel zu klug, um nun einfach ein neues Ziel ins Auge zu fassen und das Spiel so lange fortzusetzen, bis er müde in die Kiste fällt. (Die kleine Unterabteilung gibt es natürlich auch, aber sie rekrutiert sich hauptsächlich aus einer Mischung des ängstlichen Spring-Esels mit dem rastlosen Steh-Esel – kurz »Stissel« genannt.)

Der Steh-Esel seufzt und harrt für zehn oder zwanzig Jahre in seiner Position aus. Obwohl er doch so gerne Gipfel stürmt, bescheidet er sich damit, das Erreichte zu erhalten und klug zu verteidigen. Das ist auch nicht leicht, egal ob der Steh-Esel eine Diätküche leitet oder eine Porzellan-Manufaktur, ob er Betriebsrat ist oder TÜV-Prüfer. Es soll sogar Steh-Esel unter Politikern geben. Oder jedenfalls gegeben haben.

Der Bock-Esel

Was unterbricht eine Bewegung nachhaltiger als stehenbleiben? Eine Vollbremsung. Der Bock-Esel ist ein moralisches, nachdenkliches und radikales Tier – wenn er nach eingehender Prüfung der Umstände einen schweren »Lebensfehler« entdeckt, bremst er abrupt. Der Bock-Esel gibt seine Position auf, wenn er feststellt, daß seine Firma nicht nur mit Aspirin, sondern auch mit Nervengift handelt, der Bock-Esel ist zu keinem Kompromiß zu überreden, wenn es darum geht, eine Stelle mit einem mäßig qualifizierten (aber mit der Geschäftsleitung verwandten) Mann zu besetzen, und er dreht der Arbeit ebenso konsequent den Rücken zu, wenn er empfindet, daß er deswegen das Leben verpaßt. Das passiert zwar nicht so oft, aber wenn es einen echten »Aussteiger« je gegeben hat, dann war es ein Bock-Esel!

KRISEN IM BERUF

Was können die Gründe sein, die uns eine Krise im Beruf bescheren? Ausgerechnet in der Domäne, in der wir uns bis zuletzt als unschlagbar wähnen. Gut, die Attraktivität läßt nach, der Sex kann beschwerlich werden, die Kondition schrumpft und der Bauchumfang nimmt zu..., aber in der Firma sind wir doch immer noch der Crack; Wissen und Erfahrung... nein?

Dazu ein Ergebnis einer Fragebogenaktion unter 140 Männern zum Thema, was als hauptsächlicher Grund für Berufskrisen jenseits der 40 gesehen wird.

Die Frage war: »Woher rührt Ihrer Meinung nach primär eine berufliche Krise in den ›Wechseljahren‹?«

Die Antwort	wählten
• Zu alt in den Augen der anderen	23 %
• Zuviel Streß	20 %
• Angriffe Jüngerer auf die eigene Position	16 %
• Neue Technologien	7 %
• Berufsbild ändert sich	4 %
• Eigene Projektionen (»Zeit der Krise«)	2 %
• Nachlassen der körperlich/geistigen Frische	1 %
• Weiß nicht	27 %

Na gut, das »weiß nicht« ist schon ein gewisser Trend zur frühzeitigen Bewußtlosigkeit, oder wenigstens zur grenzenlosen Faulheit angesichts einer simplen Ankreuzliste. Aber wir können ja auch annehmen, daß es für jeden vierten Mann einfach keine Probleme in den Wechseljahren gibt. Damit gibt es für sie auch keine Wechseljahre und die Depressionen hängen mit dem Ozonloch zusammen.

Aber die einzelnen Themen kann man untersuchen – für manche gibt es Tips und Bewältigungsstrategien, für andere nur den Rat, sich nicht hineinzusteigern.

Alter

Alter ist relativ. Alter ist weder gut noch schlecht. Der alte (!) Satz »Man ist so alt, wie man sich fühlt« ist inzwischen von Psychologen bestätigt worden. Ashley Montagu und Edwin Kiester haben einen Test entwickelt, anhand dessen man erkennen kann, ob man »jung« geblieben ist.

Test III: Ernsthaftigkeit und Freude

Notieren Sie bei jeder Frage eine Ziffer für Ihre Wertung: 4 für »Ja, voll und ganz« – 3 für »Ja, eher schon« – 2 für »Nein, eher nicht« -1 für »Nein, überhaupt nicht«.

1. Ich löse gerne Denksportaufgaben und knifflige Probleme.
2. Ich habe Spaß an der Bewegung und betreibe Sport nicht als Wettkampf, sondern als Vergnügen.
3. Ich tanze und singe gerne.
4. Ich mag Tiere.
5. Ich habe Kinder gerne.
6. Ich mag körperliche Berührungen, ich fasse andere gerne an und umarme sie.
7. Ich gehe gerne auf andere Menschen zu, am liebsten auf die, die ganz anders sind als ich.
8. Ich denke, daß Menschen meine Gegenwart mögen.

9. Ich habe wenigstens einen engen Freund oder ein Familienmitglied, mit dem ich über Ängste und Träume sprechen kann.

10. Ich habe Humor.

11. Ich bin leicht zum Lachen zu bringen und lache oft und gerne.

12. Ich lasse mich auf meine Gefühle ein, ich weine ab und zu.

13. Ich habe eine gute Intuition und weiß oft genau, was andere fühlen und denken.

14. Ich bin im großen und ganzen glücklich und genieße mein Leben.

15. Ich vertraue darauf, daß die Zukunft auch schöne Dinge für mich bereithält und freue mich schon darauf.

16. Ich weiß, wie ich Spaß haben kann.

17. Ich habe eine sehr lebhafte Phantasie und schwelge gerne in Tagträumen.

18. Ich kann mich kreativ ausdrücken und tue das gerne und oft.

19. Ich versuche, meine Arbeit spielerisch zu bewältigen.

20. Ich mag meine Arbeit und halte sie für interessant und sinnvoll.

21. Ich liebe die Abwechslung und nehme gerne Risiken in Kauf.

22. Ich interessiere mich für viele verschiedene Dinge.

23. Ich lasse mich von neuen Ideen herausfordern, vor allem von solchen, die von meinen eigenen abweichen.

Zählen Sie alle Ihre Punkte zusammen und werten Sie den Test nach folgendem Schema aus:

25–49 Punkte
Sie scheinen von der tragischen »deutschen« Ernsthaftigkeit so stark übermannt zu sein, daß Sie kaum noch Freude empfinden können. Spaß gehört dazu, im Beruf wie in der Liebe, und wenn Sie meinen, das Leben findet nur in der Freizeit statt, dann ist das eine Platitüde. Und obendrein können Sie sich in der Freizeit auch nicht öffnen und gehen lassen.

50–75 Punkte
Sie haben noch nicht all Ihre »kindlichen« Eigenschaften aufgegeben, Sie wissen noch, daß das Leben erst durch Neugierde, Spiel, Spaß und Überraschung bunt und lebenswert wird. Sie glauben, daß das Leben (vorzugsweise das Berufsleben) eine »ernsthafte Sache« ist, aber Sie können es manchmal noch genießen – leider viel zu selten. Sie haben die Erwachsenenrolle vielleicht zu früh und zu fest angenommen. Aber Sie können noch ausbrechen.

76–100 Punkte
Den Spruch vom »Ernst des Lebens« haben Sie nie geglaubt. Sie glauben auch nicht, daß man sich dem voranschreitenden Alter durch Steifheit, Ernsthaftigkeit und leises Sprechen unterwerfen muß. Sie haben sich Offenheit, Optimismus und Geselligkeit bewahrt und – was wohl das Wichtigste ist – Sie können immer noch herzlich lachen. Über andere, aber auch über sich selber.

Der britische Anthropologe Ashley Montagu, der diesen Test entwickelt hat, hat im Alter von 88 Jahren das Rezept gegen psychisches und physisches Altern gefunden. Schlicht gesagt: Kind bleiben – wissenschaftlich formuliert: Neotenie. In der Biologie bezeichnet man damit das Nicht-ausgereift-Sein mancher Organe oder auch das Nicht-Beenden-Können von kindlichen Verhaltensmustern und Merkmalen. Ashley Montagu erweitert diesen Begriff: für ihn ist Neotenie die Mitnahme all der guten Eigenschaften eines Kindes, die dem Diktat der ernsthaften Erwachsenenwelt weichen müssen – Neugierde, Flexibilität, Unvoreingenommenheit, Lernfreude, Spontaneität, Offenheit und Lebensfreude.

Der Altersforscher James F. Fries von der Stanford University faßt es enger: »Wenn wir uns eine bestimmte Begeisterungsfähigkeit bewahren, uns immer wieder neue Lebensziele setzen und enthusiastisch bleiben, verlängern wir unser Leben. Solche Gewohnheiten entwickeln sich wie guter Wein – wenn wir sie früh pflegen und entwickeln, können wir uns noch Jahrzehnte später daran freuen.«

Der Gerontologe Richard Cutler dazu: »Wir wissen seit Jahrhunderten, daß bestimmte Geisteszustände und Langlebigkeit einander bedingen.«

Wenn Ihnen selbst das Alter nicht zu schaffen macht, wenn es eigentlich kein Thema ist, dann wird das auch kein anderer im Beruf gegen Sie verwenden können.

Wenn Sie aber tatsächlich finden, daß Sie zu alt sind – dann hören Sie auf. Sie glauben, das sagt sich leicht, aber denken Sie ruhig einmal außerhalb der gewöhnlichen Muster und Schienen. Wer sagt denn, daß man bis 65 oder 63 arbeiten muß? Vor allem in einer Zeit, in der sich das Verhältnis von Arbeit und Arbeitsuchenden immer mehr zuungunsten der Suchenden verschiebt. Denken Sie nicht, was üblich ist, sondern was Ihre spezielle Problematik fordert. Mit einem klaren Plan haben Sie damals Ihre Arbeit bekommen – genauso werden Sie sie heute wieder los. Ohne »arbeitslos« zu sein.

Angriffe

Es hat eine Zeit gegeben, da waren Sie auf dem Vormarsch. Sie haben Kletterübungen an der Karriereleiter gemacht, haben höhere Positionen ins Auge gefaßt (und damit zwangsläufig den Inhaber der Position angegriffen), haben eine gewisse Stellung erreicht und sich dort eingerichtet. Eine gute Zeit war Ruhe. Jetzt drängt eine neue Generation nach. Sie werden angegriffen.

Das klingt vielleicht etwas überspitzt, aber die Schlagworte des modernen Managements sind auch nicht gerade zimperlich: Grundeffektivität, Überalterung, Gesundschrumpfung, Rationalisierung...

Große Firmen werden immer mehr wie ein Fußballverein der Bundesliga geführt: den Nachwuchs frühzeitig heranziehen, Leistungsträger immer wieder neu motivieren, Kondition und Einsatz genau überwachen. Heute ist man nicht mehr der Meinung, daß jede Position auch von einem bestimmten Alter (sprich Reife) abhängen sollte – eher von der Dynamik, wie man sich dieser Position bemächtigt.

Die Rekorde purzeln nicht nur im Leistungssport: Weltmeister im Kunstturnen werden immer jünger, 20jährige Golfer brechen in eine Alt-Herren-Domäne ein, Kinder fegen Twens vom Tennisplatz. Inzwischen gibt es den jüngsten Bundesminister aller Zeiten, den jüngsten Selfmade-Millionär, eine erfolgreiche Werbeagentur mit dem niedrigsten Durchschnittsalter und Bestsellerautoren unter Zwanzig. Es hat schon immer gestimmt, daß man in der Jugend leistungsfähiger ist, besser lernen und kombinieren kann und noch nicht von familiären Zwängen abgelenkt ist – aber früher dachte halt kein Teenager daran, in der Garage der Eltern eine Computerfirma zu gründen und gegen einen Giganten wie IBM in den Ring zu steigen. Beispiel: Michael Dell aus Texas. Mit 19 gründete der Computerfreak mit 1 000 Dollar Startkapital seine Firma, nachdem er sich darüber geärgert hatte, daß Händler 30 Prozent nur für den Verkauf der kleinen Denkmaschinen einstrichen. Er lieferte individuell zusammengestellte Systeme gegen Vorkasse direkt an den Endverbraucher, entwickelte nach und nach eigene Computer und die Software dazu. 1988 ging die Firma an die Börse, nachdem man noch schnell eine Tochtergesellschaft in England gegründet hatte. Im gleichen Jahr wurde Michael Dell in den USA zum »Unternehmer des Jahres« gekürt, und heute ist der Endzwanziger (der immer noch wie ein Schulbub aussieht) mehrfacher Millionär. Zwei interessante Bemerkungen machte er zu seiner frühen Karriere. Zum einen, daß er nicht einsieht, warum man unbedingt »einen Beruf ergreifen muß, wenn man aus der Schule kommt. Man kann doch gleich Karriere machen.« Zum anderen schildert er seine Vorgehensweise ganz schlicht: Er hatte eine Marktlücke erspäht, sie konsequent und kompromißlos besetzt, sich dabei mit jungen und »hungrigen« Leuten umgeben und eisern seiner Idee vertraut.

So einfach kann es sein. Und solche Coups wären früher schon vielen anderen gelungen, wenn sie solche Gedanken nicht schon im Ansatz erstickt hätten. So etwas darf ein Neunzehnjähriger ja gar nicht, hätte das erschrockene Hirn aufgestöhnt. Mozart durfte zwar in dem Alter komponieren, aber Edison nicht erfinden. Die Gedanken werden Realität, sind aber nur so frei wie die momentane Realität.

Heute ist frühzeitiger Angriff angesagt!

Diesen Druck lernen Männer in den Wechseljahren überall kennen, und ihre Gegenstrategie ist ebenso schlicht wie hilflos. Sie wundern sich. Sie glauben es nicht. Sie vertrauen auf ihre Erfahrung und die Dankbarkeit und Solidarität ihrer Vorgesetzten.

Vergessen Sie's. Vorgesetzte sind auch dauernden Angriffen ausgesetzt, und sie opfern gerne alte (!) Kampfgenossen, wenn sie damit den eigenen Stuhl schnittfrei halten können.

Bei Angriffen der nächsten Generation muß man sich zuerst ein paar Fragen stellen:

Will ich meine Position überhaupt verteidigen? Wenn nicht, dann lassen Sie sich einfach abschieben und genießen Sie die letzten Jahre auf einem ruhigen Stuhl, gehen Sie ab und zu mit Ihrem Nachfolger essen und hören Sie sich seine Klagen über den mörderischen Streß freundlich an. Nicken Sie mitfühlend und lassen Sie ihn zahlen. Wenn Sie nicht weichen wollen, müssen Sie kämpfen.

Welche Waffen und welche Verbündete habe ich? Die Waffen sind nicht etwa »langjährige Erfahrung«, »umfassende Kenntnis der Aktenlage (Marktübersicht, Kundenkreis...)« oder »von der Pike auf dabei« – das sind nicht einmal Wattebäuschchen. Waffen sind Leichen im Keller der Chefetage, alte Flirts mit Vorzimmerdamen und immerwährendes Grinsen vor dem Feind. Verbündete sind grundsätzlich alle, die in Ihrer Altersklasse spielen und die man mit dem Ruf »Gemeinsam gegen die jungen Schnösel – morgen kann es auch dich treffen« sammeln kann. Selbst uralte Feindschaften erlöschen schlagartig, wenn man eine gemeinsame Bedrohung durch einen windschnittigen Cabriofahrer beschwört, der ja »unser Sohn sein könnte!« Ha, unser Sohn – das zieht!

Bremsen oder vernichten? Das klingt hart, aber Sie sind im Krieg. Es ist zu überlegen, ob man den Feind nicht nur über mehrere Jahre ausbremst, um ihn schließlich ganz freiwillig an den eigenen Platz zu lassen – dann nämlich, wenn man sich sowieso zurückziehen möchte. Oder lieber doch völlig ausschalten? Die Taktik ist in beiden Fällen dieselbe.

Sprechen Sie ihn darauf an, daß Sie ihn für begabt halten und sagen Sie ihm eine große Zukunft in der Firma voraus – aber natürlich fehlt ihm noch der ganze Hintergrund und die Erfahrung usw. Aber Sie bieten sich an, ihn ein wenig unter die Fittiche zu nehmen und aufzubauen. Das reicht natürlich noch nicht, denn sich auf die Dankbarkeit eines solchen Schnösels zu verlassen, ist völlig unrealistisch. Außerdem ein peinlicher Stil. Das gleiche müssen Sie allen Vorgesetzten erzählen, dabei Ihren Schützling so warm und liebevoll anpreisen wie Marktfrauen überlagerte Hühnereier und ihm wenn möglich dabei immer feste auf die Schulter klopfen. Damit ist er ausgebremst – es liegt an Ihnen, für wie lange. Jedenfalls kann er Sie ohne Ihre Zustimmung nicht mehr angreifen. So ähnlich fesselt man beim Schach schlagkräftige Figuren.

Will ich ehrlich kämpfen? Auch das ist möglich; manchen macht es sogar noch mehr Spaß. Bestellen Sie den Gegner einfach in Ihr Büro und legen Sie die Karten ohne Umschweife auf den Tisch. »Sie wollen meine Position. Nein, reden Sie nicht drumherum – ich bin für klare Worte (2 Punkte). Wenn Sie gut genug sind, können Sie sie haben. Aber das müssen Sie mir erst beweisen. Also, auf einen guten Kampf. (Hand reichen – noch ein Punkt.) Übrigens, das sage ich nur fairneßhalber, mit der Krawatte sinken Ihre Chancen gewaltig!« (Zusatzpunkt)

Sie werden sehen, daß es sogar viel Spaß machen kann, um seine Position zu kämpfen – und daß sich die meisten Kämpfe von selbst erledigen, wenn man den Gegner offen anspricht.

Streß

Streß ist gesund. Zuviel Streß nicht. Eine internationale Einheit für Streßbelastung gibt es nicht, geschweige denn eine Maßeinheit. Was den einen erst so richtig munter macht, ist für den anderen schon zuviel. Es stimmt auch nicht, daß man im Alter leichter gestreßt wird, etwa im Beruf. Die Streßbereitschaft in der Jugend, die oft durch mangelndes Selbstvertrauen und Unsicherheit in der Materie freigesetzt wird, flaut im Alter (jedenfalls aus diesen Gründen) ab. Man kennt sein Metier und fühlt sich sicher in der Arbeit. Aber die körperliche und geistige Belastbarkeit ist manchmal nicht mehr so groß wie früher. Streß ist nicht zuviel Arbeit oder zu viele verschiedene Anforderungen zur gleichen Zeit, sondern der Ärger darüber. Termindruck kann nerven, wenn sich dahinter etwas anderes verbirgt (alte Konflikte oder ständige Wiederholungen von Fehlern), aber er kann auch angenehm und anspornend sein. Streß kann krank machen. Die häufigsten Folgen sind erhöhter Blutdruck und Drogenmißbrauch – Alkohol, Nikotin und Beruhigungstabletten.

Dabei bietet uns unser Körper ein gutes Anti-Streß-Programm an – Tiefenentspannung. Aber das müssen wir erst wieder lernen. Meditation, autogenes Training oder nach der Arbeit in der Hängematte liegen und richtig loslassen.

In fast allen Kulturen arbeitete man mit ähnlichen Entspannungstechniken für spirituelle Erfahrungen. Die Grundstruktur ist von Therapeuten und Verhaltensmedizinern erforscht worden und läßt sich heute besonders gut bei Streß anwenden.

Das Prinzip, den endlosen Strom der Alltagsgedanken zu unterbrechen (womit traditionell Platz gemacht werden sollte für das Wesentliche, Gott), uns gleichzeitig zu sammeln und zu konzentrieren, ist sehr einfach nachzuvollziehen und kann von jedem individuell ausprobiert werden. Sie müssen nur ein paar Grundregeln beachten, den Rest können Sie frei gestalten. Es ist hilfreich, wenn Sie sich ein bestimmtes Wort aussuchen (ein Mantra oder Fokus), denn durch die permanente Wiederholung schaffen Sie es, die endlosen Denkschleifen zu unterbrechen, die den Streß so grauenhaft machen. Wenn Sie sich etwas blöd vorkommen, »Allah akbar« oder »Om mani padme hum« zu wiederholen – was sehr verständlich ist – können Sie ebenso »Elisabeth« oder »Gartenschere« verwenden. Es sollte ein angenehmes Wort sein, nicht gerade ein Zungenbrecher. Obwohl Sie es ja nur denken müssen.

Setzen Sie sich einfach in einer entspannten Haltung hin – Sie brauchen keinen Lotussitz, keine gefalteten Hände und kein brennendes Räucherstäbchen.

Schließen Sie die Augen.

Entspannen Sie die Muskeln.

Atmen Sie langsam, tief in den Bauch, dann füllen Sie die Brust bis hinauf ins Schlüsselbein, halten Sie den Atem kurz an und atmen Sie langsam wieder aus. Sprechen Sie in Gedanken Ihr Mantra oder Fokus-Wort. Wenn neue Gedanken auftauchen, konzentrieren Sie sich auf Ihr Fokus-Wort und lassen Sie sie vorbeiwandern. Nach zehn Minuten sind Sie sicher ausreichend entspannt.

Diese Übung kann man überall und in jeder Haltung machen. Weitere Tips dazu im Kapitel »Angst«.

Neue Technologien

Unser Jahrhundert ist geprägt von den schnellen Veränderungen – politische Zusammenhänge, Wirtschaft, Klima, Kultur und Wissenschaft; noch nie in der Geschichte der Menschheit veränderte sich ihr Umfeld so schnell und so radikal. Nach der Aufbruchstimmung der Industrialisierung im 18. Jahrhundert, ist die Stimmung angesichts dieser kaum noch überschaubaren Entwicklungslawine nachdenklicher, sogar entwicklungsfeindlicher geworden. Zu oft haben Erfindungen, die sofort technologisch genutzt wurden, sich als nicht völlig durchdacht erwiesen. Atomkraftwerke funktionieren zwar, aber ihre Sicherheitssysteme wurden quasi erst im »Alltagsversuch« entwickelt und das Problem der Entsorgung von strahlendem Müll viel zu spät erkannt. Ein sehr menschlicher Zug zwar, was machbar ist, wird sofort gemacht (eben auch alle Fehler, die man dabei machen kann), aber in dieser Geschwindigkeit und Potenz eben auch gefährlich. Die wissenschaftliche und technologische Entwicklungsgeschwindigkeit der Menschheit nimmt rasant zu – unsere Ururgroßväter lebten in der Zeit der Dampfmaschine, ihre Söhne erlebten die Elektrifizierung, deren Söhne lebten mit Automobilen (und Panzern), unsere Väter lebten im Zeitalter der Fernseher und der beginnenden Kommunikationsgesellschaft, und wir erleben die Computerisierung der Welt, Umweltkatastrophen, robotisierte Fabriken und virtuelle Realität. Wenn man wirklich auf der Höhe der Zeit sein will, muß man sich eingestehen, daß es dafür einfach viel zuviel Neues viel zu schnell gibt.

In welchem Bereich man auch arbeitet, inzwischen haben sich sicher eine oder mehrere neue Technologien ins Arbeitsfeld eingeschlichen. Nein, natürlich nicht geschlichen, gerumpelt und sich mit Ellenbogen breitgemacht, ganz so wie es dieser Zeit gemäß ist. Ob man mit lasergesteuerten Planierraupen konfrontiert ist, mit

CAD-gesteuerten Schleifmaschinen oder Desktop Publishingprogrammen, das gute alte Metier, in das man sich über zwanzig Jahre eingearbeitet hat, ist nur noch als Gerüst stehengeblieben. Druckereien drucken immer noch Bücher, Architekturbüros entwerfen immer noch Häuser und VW baut immer noch Autos, der Unterschied liegt aber im wie!

Die größte Umwälzung in unserem Jahrhundert hat sicher dieser kleine Mikrochip besorgt, den man in ein taxigraues Metallkästchen steckt, zusammen mit vielen anderen, und das zusammen mit einem Kleinfernseher und einer tastenstrotzenden Plastiktafel einen Computer ergibt. Einen PC oder eine Work-Station oder gar einen Großrechner. Computer sind eigentlich dumm (aber unverschämt), das weiß man, aber sie können rechnen, sind schnell und immer schneller und haben immer recht. Solche Konkurrenz haben wir uns auf unsere alten Tage natürlich nicht gewünscht.

Mittelalte Männer gehen mit Datenverarbeitung ganz verschieden um. Manche interessieren sich so brennend dafür, wie zu Kinderzeiten für Carrera-Bahnen und Modellflugzeuge. Sie rüsten ihre Maschinen mit dem neuesten Zubehör auf (natürlich haben sie auch zu Hause einen PC stehen) und haben mindestens zwei Computerzeitschriften im Abo. Wahrscheinlich ihr einziges Zeitschriften-Abo.

Und trotzdem fragen sie immer Jüngere (Computer-Kids) um Rat, wenn sie mal nicht weiterwissen, denn in ihrer Vorstellung können Jugendliche traumhaft sicher mit diesen Rechnern umgehen. Sie sind ja schließlich damit groß geworden. Und da steckt auch schon etwas Verfolgungswahn und dauernder Leistungsstreß dahinter – immer die Jungen im Genick. Ob es stimmt, daß Jugendliche grundsätzlich viel besser mit diesen Kisten klarkommen, sei einmal dahingestellt, wenn man jedenfalls eine Gruppe 13jähriger in einem Kaufhaus beobachtet, wie sie auf den Tastaturen die Fingerchen fliegen lassen, kann man schon ein seltsames Gefühl bekommen.

Der Gegenpol schimpft auf diese Blechkisten (und tituliert sie als »Blechtrottel«), die einen mit ihren stupiden Blinkzeichen via Monitor Stunde um Stunde anglotzen müssen. Leute mit dieser Grundeinstellung weigern sich standhaft und erfolgreich, auch nur ein Wort der neuen Terminologie zu übernehmen, geschweige denn mehr als einen Brief auf dieser »Kinderschreibmaschine« zu schreiben. Sie sagen »Mäusekino« zum Monitor und Schalthebel zum »Joystick«, und niemand auf der Welt wird sie dazu bewegen können, jemals »Shift« zur Großschreibetaste zu sagen.

Aber sie machen den gleichen Fehler wie die Leute am anderen Pol – es ist nicht wichtig, ob wir Computer lieben oder hassen, sie sind ganz einfach da. Und es hat auch keinen Effekt auf die Entwicklung unserer Arbeitsplätze, ob wir Computer für unverständlich halten, für Vereinsamungsinstrumente, für Feinde, Doofmänner oder Arbeitsräuber.

Es reicht, wenn wir verstehen, was man mit einem Computer machen kann. Wir müssen es ja nicht unbedingt selber tun. Das können »die anderen« wirklich meist besser. Aber im Moment gibt es in den meisten Firmen noch die historische Situation (und aktuelle Chance für Sie), daß Fachleute wissen, wie es der Computer machen kann (aber nicht was), und andere, die wissen was er machen sollte (aber nicht wie). In dieser Generation gehören Sie noch zu den wichtigen Was-Sagern und das sollten Sie ausnützen.

Angst

Ort: 12. Stock im Hochhaus der Freiburg-Mühlheimer Versicherungsgruppe, großer Konferenzsaal
Zeit: Freitag, 11.00 Uhr
Personen: Dr. Fritz Schnarrenberger (Vorstandsvorsitzender), Dr. Rüsselheimer (Gebietsleiter Nordrhein-Westfalen), Helmut Ochsenknecht (Marketingleiter) u.a.
Thema des Tages: Die neue Marketingstrategie für NRW.

Nach ein paar Minuten ist der Grundlärm auf ein erträgliches Maß gesunken, Dr. Schnarrenberger räuspert den Rest nieder und spricht ein paar freundliche Worte zur Einführung. Im Magen von Helmut Ochsenknecht breitet sich ein kribbelndes Gefühl aus, etwa so angenehm wie bei einem Sprung vom Zehn-Meter-Turm. Rückwärts mit verbundenen Augen. Dann dreht der Chef der Versicherung den Kopf in seine Richtung und sagt: »So Herr Ochsenknecht, dann erläutern Sie uns doch mal...«
Schon bei den ersten Worten geschieht Erstaunliches. Blitzschnell überzieht sich der Körper des Marketingleiters mit kaltem Schweiß, das Herz schlägt schneller und spürbar, der Magen krampft sich zusammen, der Mund ist trocken und verlangt dringend nach Speichel. Doch das Allerschlimmste: Der Kopf ist plötzlich völlig leer!
Noch vor einer Viertelstunde lag dort alles säuberlich geordnet parat, die neuen Unfallstatistikzahlen, das Werbekonzept für Führerscheinneulinge, die Vorschläge für stufenweise Kombi-Versicherungen...
Und jetzt nur noch Chaos, Panik und ein paar unverständliche Bruchstücke.
Gut, daß Herr Ochsenknecht seine Unterlagen nicht vergessen hat, und nach ein paar Räusperern und einem

Schluck Wasser ist auch die Stimme wieder leidlich da. Er zieht sein Ding ab, man spendet Beifall und geht anschließend ins Kasino.

Also prima gelaufen, aber »hinterher fühle ich mich immer wie ein nasses Handtuch nach dem Schleudergang«.

Herr Ochsenknecht kennt diese Panikschübe, Trockenmünder und Denkbarrieren schon lange – eigentlich seit seiner Schulzeit; es ist wohl wie beim Lampenfieber von Schauspielern, denkt er, das geht wohl nie weg. Mit dem Lampenfieber hat er schon recht, mit dem anderen nicht.

Wie euphemistisch man dieses Gefühl auch immer umschreiben mag, es handelt sich schlicht um ANGST – um Angst, zu versagen, sich zu blamieren, aus der Rolle zu fallen oder Sympathie zu verlieren. Diese Angst ist wohl hauptsächlich dafür verantwortlich, daß es uns heute als Spezies Mensch überhaupt noch gibt. Für einen Steinzeitmenschen gab es in Momenten der Gefahr (und damals war das meist eine unmittelbare, lebensbedrohende Gefahr) nur zwei Alternativen: sofort draufschlagen oder sofort davonrennen. Und für beide brauchte er als Feuermelder die Angst, die sogar noch zusätzliche Energien mobilisiert.

Um das zu verstehen, vergegenwärtigen wir uns einmal, was in uns vorgeht, wenn wir »Angst haben«.

Besser und schneller als jedes Frühwarnsystem reagiert unser Körper in Zehntelsekunden, in klar abgegrenzten Stufen wie »Warnen« und »Mobilisieren«. Hier der Ablaufplan unseres Alarmsystems:

Stufe 1: Die Sinnesorgane melden eine Gefahr oder mögliche Bedrohung an die Hirnrinde.
Körperzustand: entspannt
Alarmstufe: grün

Stufe 2: In unserer Hirnrinde findet, vergleichbar dem Suchprogramm eines Computers, ein Überprüfungsprozeß statt. Wir schalten mögliche Fehldeutungen aus und werden uns der Gefahr »bewußt«.
Körperzustand: entspannt
Alarmstufe: gelb
Stufe 3: Eilmeldungen durchrasen unser Gehirn; Gefahrensignale treffen im Hypothalamus (einem Teil des Zwischenhirns) ein, regen dort Angstemotionen an, die wiederum bei der Hypophyse (der Hirnanhangsdrüse) ankommen. Die Hypophyse schüttet in einer hundertstel Sekunde das Hormon ACTH in die Blutbahn aus.
Körperzustand: entspannt
Alarmstufe: orange
Stufe 4: Die Nebennierenrinde registriert das ACTH im Blut und schüttet ihrerseits Adrenalin aus. Dieses Hormon versetzt unseren gesamten Organismus blitzschnell in einen Zustand höchster Bereitschaft – ob zur Flucht oder zum Angriff, das kann er jetzt noch nicht entscheiden.
Körperzustand: erregt, Herzschlag und Blutdruck steigen, die Atmung intensiviert sich, Schweiß bricht aus, die Magentätigkeit wird unterbrochen, um unnötigen Energieverbrauch zu stoppen und möglichst viel Kraft bereitzustellen.
Alarmstufe: rot
Stufe 5: Dieser erregte Zustand des gesamtem Körpers wird wieder ans Gehirn zurückgemeldet, wobei nun ein Teil des Stammhirns beginnt, das Großhirn mit Impulsen regelrecht zu befeuern. Dadurch wird die Großhirnrinde in höchste Bereitschaft versetzt, denn jetzt geht es um die richtigen Befehle für diesen unter Hochspannung stehenden Körper: Flucht, Angriff oder »falscher Alarm«. Alle Umweltreize werden nun besonders genau aufge-

nommen, wir sehen besser, hören schärfer, sind überhaupt in einem Zustand höchster Aufmerksamkeit. Körperzustand: wie 4, mit höchster Anregung aller Sinnesorgane
Alarmstufe: dunkelrot

So, jetzt sollte eigentlich etwas passieren, denn wir sind optimal auf die Gefahr vorbereitet. Aber meist – vor allem in diesem Jahrhundert, das recht arm an direkten, persönlichen Bedrohungen geworden ist – passiert nichts. Der Körper muß aber, nachdem der Alarm abgeblasen wurde, die angestaute Spannung loswerden. Deshalb schreien Autofahrer so gerne ihre »Gegner« an, um so öfter, je schlechter sie selbst fahren. Wird der aufgestaute Druck nicht schnell abgebaut, bleibt die Spannung bestehen – wir sind »verspannt«.
Angst bei einem plötzlich drohenden Autounfall, Angst bei einer Gratwanderung auf nassen Felsen, Angst beim plötzlichen Überfall im dunklen Park – verständlich. Aber bei einem Referat über die neue Marketingstrategie, beim Anblick eines hellgrünen Briefkuverts oder bei einer schnellen, unerwarteten Frage eines Verkehrspolizisten?
In der langen Zeit von der Steinzeitkeule bis zur Neutronenbombe haben sich auch unsere Ängste verändert. Aus den direkten sind indirekte geworden. Erwartungsängste und Versagensängste. Aber auch Angst, wenn wir uns in der Öffentlichkeit darstellen müssen – für Angestellte sind solche Darstellungen eben Rechtfertigungen vor Vorgesetzten, wie es für Filmstars eine Premiere ist und für Politiker eine Rede vor dem Bundestag. Und wenn man sich daran erinnert, daß ein nicht ganz unbekannter, verstorbener Ministerpräsident in seinen letzten

Jahren unter der Wirkung von »Angsthemmern« stand, daß Drogenkonsum von Musikern wie Schauspielern vor großen Auftritten inzwischen mehr zum guten Ton gehört, wundert man sich nicht, wenn man hört, daß »Herr Jedermann« auch ganz ungeniert zur Beruhigungstablette greift. In Managementkreisen tut das heutzutage schon jeder dritte.

Nicht schwer zu sagen, daß das sicher der falsche Weg ist, mit seinen Ängsten umzugehen. Aber wie dann?

Zuallererst sollte jeder, für den das ein Thema ist, einmal akzeptieren, daß er Angst hat. Keine wetterbedingten Hitzewallungen, keine plötzliche Magenverstimmung, keine Schweißränder auf dem Hemd, weil »das Deo versagt hat«. Angst zu versagen, Angst sich lächerlich zu machen, Angst vor den Erwartungen anderer.

Dieses Sich-Eingestehen ist schon der erste Schritt zur Überwindung der Angst. Dazu ein kleiner Test:

Test IV: Angstbereitschaft

Frage:	Antwort: Ja	Nein
1. Manchmal kommen mir Gedanken, die ich niemandem erzählen würde, weil mir das zu peinlich ist.	0	3
2. Es fällt mir oft schwer, auf einer Feier so richtig aus mir herauszugehen.	4	1
3. Wenn ich mich anderen gegenüber einmal falsch verhalten habe, kann mich das noch tagelang beschäftigen.	4	1
4. Eigentlich fühle ich mich sehr selten niedergeschlagen und down.	1	4
5. Ich bekomme leicht Herzklopfen.	4	1
6. Angst ist etwas für kleine Kinder und Dummköpfe.	5	0

Frage:	Antwort: Ja	Nein
7. Ich bin meist gelassen, mich regt so leicht nichts und niemand auf.	1	4
8. Meine Stimmung wechselt oft – meist grundlos.	4	1
9. Ich verschiebe nie Dinge, die ich heute tun müßte, auf morgen.	5	0
10. Ich brauche zu Hause keine besondere Ordnung; wenn ich etwas suche, finde ich es auch im größten Chaos.	1	4
11. Wenn es keine Kontrollen gäbe, würde ich schon mal »schwarzfahren«.	0	5
12. Ich glaube, daß mich meine Freunde für recht lebhaft halten.	1	4
13. Die meisten meiner Freunde und Bekannten sind ängstlicher als ich.	1	4
14. Mich bringt absolut nichts aus der Ruhe, auch nicht die größte Unannehmlichkeit	5	0
15. Eigentlich lese ich lieber und sehe fern, als mich mit anderen zu treffen.	4	1
16. Manchmal rede ich über Sachen, von denen ich absolut keine Ahnung habe.	0	3
17. Oft kommt es mir vor, als würden mich Fremde recht kritisch betrachten.	4	1
18. Ich bin gerne unter Leuten.	1	4
19. Manchmal kann ich schon ärgerlich sein.	0	5
20. Ich habe den Verdacht, daß ich vieles schwerer nehme als die meisten anderen.	4	1
21. Ich breche nie ein Versprechen, wenn es mir auch noch so schwerfällt.	5	0
22. Es bereitet mir keine Probleme, in eine langweilige Feier Schwung zu bringen.	1	4

Frage:	Antwort: Ja	Nein
23. Manchmal klatsche ich ganz gerne über andere.	0	5
24. Witze zu erzählen oder mit anderen Blödsinn zu machen, liegt mir nicht.	4	1
25. Spontane Gedanken kann ich recht schnell in Worten ausdrücken.	1	4
26. Wenn ich eine Arbeit beendet habe, bin ich oft unzufrieden und glaube, ich hätte es besser machen können.	4	1
27. Wenn ich mich mit anderen unterhalte, denke ich zwischendurch nie lange über meine Antworten nach.	1	4

Zählen Sie bitte zuerst nach, wie oft Sie die »5« angekreuzt haben. Sollte es dreimal oder öfter sein, wiederholen Sie den Test am besten gleich noch einmal. Einen solchen Test zu machen, hat nur dann Sinn, wenn man sich darauf einläßt und jede Frage ehrlich und selbstkritisch beantwortet. Drei oder mehr Fünfer weisen darauf hin, daß man Dinge und Verhaltensweisen beschönigt oder sich selbst so darstellt, wie man von anderen gesehen werden möchte.

Alle Fünfer in dem Test werden anschließend rigoros gestrichen – zusammengezählt werden nur die restlichen Ergebnisse.

18–24 Punkte

Sie gehören zu den stabilen und extrovertierten Personen, Sie sind nicht leicht erregbar und haben nach außen gerichtete Interessen. Sie weisen eine niedrige Angstbereitschaft auf, haben dadurch aber möglicherweise Schwierigkeiten, mit echten Bedrohungen richtig umzugehen.

Für Sie gilt »Vorsicht ist der bessere Teil der Tapferkeit«, sonst sind Sie (im übertragenen Sinn) der beste Kandidat für den Heldentod.

25–48 Punkte
Sie lassen sich durch Angstreize schneller als nötig aus dem Gleichgewicht bringen. Echte Schwierigkeiten entstehen Ihnen daraus allerdings selten. Sie können sich relativ leicht entspannen, sollten das aber noch weiter trainieren, um auch bei starken Angstreizen gelassener zu reagieren.

49–72 Punkte
Ihre Angstbereitschaft ist überdurchschnittlich hoch, das heißt, die meisten Bedrohungen stellen Sie sich entweder nur vor oder übertreiben die Gefahr in der Vorstellung unmäßig. Labile und mehr in sich gekehrte Menschen leiden tatsächlich mehr unter Angstgefühlen. Ein ausgiebiges Atem- und Entspannungstraining ist anzuraten, bei ganz bestimmten, übermächtigen Ängsten auch gelenkte Phantasien und Gegenkonditionieren. Mehr davon im folgenden Text.

Angst verrät sich. Wer es sich nicht eingestehen will, daß er Angst hat, muß sich nur einmal selbst beobachten.
Zuerst in einer entspannten Situation (bei der Familie, zusammen mit Freunden, alleine beim Schmökern) – welche Körperhaltung nehmen Sie ein? Wie liegen die Arme – verschränkt oder offen? Wie fühlt sich der Magen an? Wie atmen Sie? Wie klingt Ihre Stimme?
Dann beobachten Sie sich nach den gleichen Gesichtspunkten in einer unangenehmen Situation. Jetzt werden die Unterschiede sehr schnell klar.

Die Füße klammern sich oft umeinander, die Hände sind auf der Suche nach Halt, aber das Auffälligste ist sicher die Atmung. Entspannt atmet man tief und langsam in den Bauch, angespannt dagegen flach und nur mit der Brust. Ebendieses Phänomen kann Ihnen aber sehr helfen, sich auch in unangenehmen Situationen entspannen zu können.

Dazu muß man kein Yogi werden, der seinen Atem so beherrscht, daß er in der Stunde nur 20mal Luft zu holen braucht. In allen fernöstlichen Lehren ist es durch die Kontrolle des Atems möglich, Körper, Geist und Psyche zu beherrschen. Die moderne Psychologie hat sich diese jahrhundertealten Lehren zu eigen gemacht und daraus die verschiedensten Trainingsprogramme entwickelt. Alle haben aber bestimmte Grundregeln gemeinsam, und wenn man die kennt und beherzigt, kann man ganz leicht ein eigenes »Atemprogramm« entwickeln. Dieser tiefe und gesteuerte Atem hilft nicht nur gegen Angstblockaden, Anspannung und Schwäche, er stabilisiert auch den Kreislauf und regt den Stoffwechsel an. Ein echter Jungbrunnen also.

Aufwärmen: Ohne Dehnen, Recken und Gähnen beginnt kein Tier den Tag, daran sollten auch wir uns ein Beispiel nehmen. Vor allen Übungen also langsam aufwärmen – dehnen, strecken, die Muskeln kurz anspannen, alle Gelenke bewegen.

1. Regel: Tiefes und entspannendes Atmen ist vor allem »Bauchatmen«, das heißt, Sie dehnen beim Einatmen das Zwerchfell (wenn Sie nicht wissen, wo das ist, lachen Sie einmal – richtig, was so wackelt ist das Zwerchfell) möglichst stark, lassen die Luft kräftig in den Bauch strömen, dann erst füllen Sie die Brust, bis hinauf zum

Schlüsselbein. Sie werden erstaunt sein, wieviel Luft plötzlich in Sie hineinpaßt.

2. Regel: Nichts erzwingen. Lieber »geschehen lassen« als »machen«. Fortschritte stellen sich schon nach kurzer Zeit und wie von selbst ein.

3. Regel: Immer bei geschlossenem Mund durch die Nase einatmen. Die Nase ist unser bester und natürlichster Luftfilter. Die Schleimhäute erwärmen die eingeatmete Luft, beim Ausatmen werden sie von der ausströmenden Luft wieder befeuchtet und damit vor dem Austrocknen bewahrt. Bei manchen Atemübungen sollte nur durch den Mund ausgeatmet werden – ansonsten allerdings sollte man versuchen, immer durch die Nase ein- und auszuatmen.

4. Regel: Beim Entspannungsatmen sollte das Ausatmen immer länger als das Einatmen dauern – anfangs etwa fünf Sekunden ein und acht Sekunden aus. Später steigern sich die Zeiten ganz von selber.

Ein paar alte und sehr bewährte Yoga-Übungen kann man jeden Morgen gleich nach dem Aufstehen am offenen Fenster machen. Bei unangenehmen, angsteinflößenden Situationen muß man seine Aufmerksamkeit nur auf seinen Atem richten. Atmen Sie dann tief in den Bauch und erinnern Sie sich des entspannten Gefühls beim Morgenatmen.

Grundatem: Stehen Sie locker und gerade und ziehen Sie einen tiefen Atem ein – zuerst in den Bauch (Zwerchfell!), dann weiter in die Brust bis hinauf zum Schlüsselbein. Anhalten und durch mehrmaliges kräftiges Blasen durch die gespitzten Lippen wieder ausatmen.

Zwischen solchen »großen« Atemzügen zwei- bis dreimal normal weiteratmen.

Stimmatem: Einatmen wie beim Grundatem, dann die Luft so lange halten, wie es gerade eben noch möglich ist (diese Zeit wird sich Tag für Tag verlängern) und die gesamte Luft schließlich durch den weit aufgesperrten Mund mit einem einzigen, gewaltigen Stoß ausatmen. Danach weiter Grundatem.

Energieatem: Eine Blitztherapie bei Nervosität und Müdigkeit; nach diesem Atem ist man wieder so frisch und konzentriert wie nach einem doppelten Espresso und einem Sprung ins kalte Wasser.
Atmen Sie wie bei der ersten Regel beschrieben ein, dabei heben Sie langsam Ihre beiden gestreckten Arme, bis sie gerade und parallel vor Ihrer Brust stehen. Halten Sie die Luft an und ballen Sie langsam die Fäuste, spannen Sie Unter- und Oberarmmuskeln so stark an, daß diese Muskeln unwillkürlich zu zittern beginnen. Dann schlagen Sie die Unterarme kräftig gegen Brust und auch gegen Ihre Oberarme, bis Sie den Atem nicht mehr halten können.
Nicht übertreiben. Diese Übung sollte man nur einmal jede Stunde machen. Danach wieder Grundatem.

Nach solchen Übungen bekommt man ein Gefühl dafür, was Atmen eigentlich sein kann. Folgende abendliche Entspannungsübung sollten Sie als Streß- und Angstkiller höchster Güte einmal ausprobieren:

1. Wenn Sie alle Verrichtungen vor dem Einschlafen abgeschlossen haben, das Licht gelöscht und sicher nicht mehr das Bett verlassen müssen, legen Sie sich mit ausgestreckten Armen und Beinen auf den Rücken und schließen Sie die Augen.

2. Atmen Sie in der vorher beschriebenen Technik (tiefe Bauchatmung) ein, halten die Luft kurz an und lassen Sie sie langsam wieder ausströmen.
Der Rhythmus sollte gleichmäßig sein, das Ausatmen etwas länger als das Einatmen dauern. Stellen Sie sich beim Einatmen vor, wie Sie langsam emporgehoben werden und beim Ausatmen wieder auf die Matratze niedersinken.

3. Legen Sie beide Hände übereinander auf Ihren Bauch, so daß die Handflächen über dem Nabel liegen und atmen Sie ruhig weiter. Konzentrieren Sie sich auf den Punkt unter Ihren Handflächen, atmen Sie dort hinein und stellen Sie sich vor, daß an dieser Stelle ganz langsam, aber unaufhaltsam Wärme entsteht.

4. Imaginieren Sie jetzt, daß bei jedem Einatmen Ruhe und Schwere in den Körper einziehen, und daß Sie beim Ausatmen Ärger und Spannung ausstoßen – also Positives einatmen und Negatives ausatmen.

5. Überprüfen Sie in dieser Position vorsichtig Ihr Körpergefühl, versuchen Sie, zu erspüren, wo sich Verspannungen befinden und atmen Sie in diese Stellen hinein. Lassen Sie auch dort Wärme entstehen.

6. Zum Schluß legen Sie die gestreckten Arme wieder neben den Körper, die Hände nach oben, und atmen Sie weiter tief und langsam. Jetzt imaginieren Sie, daß der Atem vom Kopf bis zu den Füßen durch den Körper streicht, so als hätten Sie eine Öffnung im Schädeldach, durch die Sie die Luft einziehen, sie durch den ganzen Körper schicken und durch die Fußsohlen wieder hinausschicken. Dabei werden Sie wohl einschlafen, wenn Sie es nicht schon viel früher getan haben.

Solche Entspannungsübungen sind eine gute Basis für weitere Angststrategien, etwa vor einem öffentlichen Vortrag oder einer Prüfungssituation, die schon Wochen vorher die Magennerven rebellisch macht. Die Angst vor bestimmten Situationen läßt sich langsam durch »gezieltes Imaginieren« abbauen.

Dazu läßt man zuerst in einem Zustand höchster Entspannung (etwa 4. und 6. der vorherigen Übung) ein äußerst angenehmes Bild in der Phantasie entstehen, etwa eine harmonische Urlaubsszene, ein warmes Bad oder ein Frühstück auf einer sonnigen Terrasse. Dieses Bild wird zum »Entspannungs-Fokus«, zu einem Symbol, das Sie sich immer wieder schnell zurückholen können um sich dabei zu entspannen. Je deutlicher Sie dieses Bild im Inneren herausarbeiten, um so wirksamer wird es als Stabilisierungspunkt. Sie sollten es üben, dieses Bild wie auf Knopfdruck erscheinen zu lassen.

Dann gliedern Sie die unangenehme Situation, etwa einen Vortrag vor versammelter Mannschaft, in einzelne Szenen und schreiben diese auf kleine Karten. Ordnen Sie diese Szenen nach der Stärke ihrer Bedrohlichkeit – also von »harmlos« bis »schrecklich«. Bei einem Beispiel könnte das so aussehen:

1. Ich stehe auf, putze mir die Zähne, dusche mich, ziehe mich an.
2. Ich frühstücke.
3. Ich überfliege noch einmal die Stichpunkte meines Vortrags.
4. Fahrt zur Firma, beim Eingang treffe ich ein paar Kollegen.
5. Wir betreten alle zusammen den Vortragssaal, man begrüßt sich und plaudert.

6. Es beruhigt sich, der Aufsichtsratsvorsitzende (oder wer auch immer bei Ihnen diese Autoritätsfigur besetzt) spricht ein paar Worte.
7. Ich werde zum Vortrag nach vorne gebeten.
8. Ich stehe am Rednerpult, sehe das Publikum vor mir.
9. Ich lese das erste Wort auf meinem Stichwortzettel und fange an.

Nach dieser Vorarbeit versetzen Sie sich zuerst wieder in den Zustand erhöhter Entspannung, stellen Sie sich den Fokus vor und gleich danach das erste Bild auf Ihrer Angstliste. Wenn die Vorstellung klar und deutlich ist und Sie sich dabei noch wohl fühlen, gehen Sie gleich zum nächsten weiter, bis irgendwann doch das Gefühl der Angst auftaucht. Bleiben Sie bei dieser Szene stehen und schauen sie sich ganz genau an. Verschwindet das beklemmende Gefühl nicht, dann schalten Sie schnell wieder Ihren Fokus dazwischen, bis Sie sich wieder völlig beruhigt haben und entspannt sind.

Abschließend darf man eine solche Sitzung nur im Wohlgefühl des Entspannungs-Fokus, also nie mitten in einer Angstszene.

Nach einigen Tagen werden Sie merken, daß Sie sich immer näher an den Höhepunkt Ihrer Angst heranpirschen können und dabei noch entspannt bleiben, denn das ist das Wichtigste dabei. Schließlich schafft man auch noch die Imagination, den vollständigen Vortrag zu halten, und darüber hinaus kann man noch Pannen einbauen. Sie werden rot, verhaspeln sich oder haben nur die erste Seite des Manuskripts dabei – der Super-GAU. Aber sogar eine solche Situation kann man sich mit der Zeit entspannt vorstellen. Keine Angst, sie wird deshalb nicht gleich zwangsläufig eintreten.

115

Manchmal sind es auch bestimmte Menschen, Vorgesetzte oder Kollegen, die als solche schon Angst auslösen. Auch dafür kann man Bilder finden, die diese Personen »menschlicher« machen, also ungefährlicher.

Ob Sie sich nun den Chef in der Badewanne vorstellen oder den aggressiven Kollegen beim Männerstrip, bleibt ganz Ihrer Phantasie überlassen. Wenn Sie dann wieder mit dieser Person konfrontiert sind, wird Ihnen höchstwahrscheinlich das entspannende Bild ganz von selber in den Kopf springen.

Aber Vorsicht, nur jetzt keinen Lachkrampf kriegen!

Spielerisches Geschäft

Man muß seine Arbeit um sie gut zu machen nicht auch noch ernst nehmen. Diese Erkenntnis setzt sich bei immer mehr Männern über 40 durch, und wahrscheinlich ist das eine der besten Streßbremsen.

Der Beruf ist wichtig, aber er ist nicht das Leben. Wenn man die wilde Zeit des Sich-beweisen-Wollens, des Aufsteigens und Kämpfens lange genug genossen hat, merkt man, daß man die gleichen Erfolge auch mit ganz anderen Mitteln erreichen kann. Und daß das viel (mehr) Spaß macht.

Beispiel: Handeln und Verhandeln.

Die klassisch-westliche Mentalität ist da knapp, klar und geradeheraus. Time is money, und was man noch so alles an schlauen Sprüchen von den Busineß-Entdeckern aus Übersee gelernt hat. Hierzulande wird die Hand nur mit dynamisch zupackender Geste eingesetzt – im Osten und im maghrebinischen Mutterland allen Handel(n)s jedoch in weicher, epischer Plaudermanier. Time is money and fun.

Manche Männer über 40 entdecken diese weiche Hand, und sie wundern sich nicht schlecht, wie angenehm man damit Geschäfte machen kann. Dabei haben wir das Spielerische doch alle im Blut. Beispiel: »Gute Kunden« sind unbeliebt.

Wer einen schlechten Handel macht, sprich, wer uns zu leicht auf den Leim geht, ist nicht beliebt. Nicht nur in der Leichtathletik gilt, »Ein hartnäckiger Gegner ist mir lieber als ein schneller Verlierer« – denn niemand wird so schlecht behandelt wie der schnell entschlossene Käufer, der den ersten Preis akzeptiert, das Geld schon dabei hat und nicht mal Fragen stellt. Geschäfte ohne Reibung, ohne Spiel und Spannung sind fade und langweilen uns auf Dauer. In Kalkutta machen mit solchen »Geschäftspartnern« nur noch Kinder Geschäfte, in Hongkong verlieren sie ihr Gesicht und in Tanger kann es schon mal passieren, daß man hinter ihnen auf den Boden spuckt. Nicht, weil sie ein so naives Opfer sind, sondern weil sie schlicht das Spiel verdorben haben.

Irgendwann jenseits der 40 merken Männer, daß Beruf auch Spiel ist, und dann werden sie erst richtig gut.

Leute, die nur Bestellungen ausführen, Preise nennen und Rechnungen schreiben, sind Krämer – sie handeln nicht. Nicht von ungefähr waren die großen Handelsvölker zugleich politische und kulturelle Katalysatoren. Ihre Abgesandten waren neugierige und weltoffene Kundschafter, Emissäre wie die drei Weisen aus dem Morgenland, Fädenknüpfer, Vordenker mit phantastischen Visionen.

Männer in den Wechseljahren, die ihre beruflichen Scheuklappen verloren haben, sind das heute wieder. Daß sie mit ihren Fähigkeiten auch Geld verdienen, wissen sie, aber das ist nicht der tiefere Sinn ihres Tuns. Sie leben vom Verbinden der scheinbar unpassendsten Konstellationen, von der spontanen Idee, der unerwarteten Lösung, von Phantasie und Flexibilität – wenn sie gut sind.. Und sie können über den Rand ihres Laden- oder Schreibtisches schauen.

Geschäfte sind eigentlich langweilig, jedenfalls ist es das, was als karge Zahl in der Buchführung übrigbleibt. Viel spannender ist das, was zwischen den »Unterhändlern« passiert. Nicht das Geschäft, den Partner muß man kennenlernen. Dafür braucht es mehr als nur die fifty-fifty-Mentalität – wenn die richtigen Männer über 40 zusammensitzen, ist fast alles möglich.

Eigentlich wollte man nur ein paar verbilligte Reifen für ein Rennteam, aber nach zwei Stunden geht der eine mit einem Millionen-Sponsoring-Vertrag nach Hause, während der andere gerade eine neue Werbekampagne gekauft hat. Ach ja, und das mit den Reifen hat man ganz nebenbei auch noch klargemacht.

Natürlich hat es nicht nur mit Reife und Gelassenheit zu tun, auch ein bißchen mit dem finanziellen Polster, das man sich vielleicht schon verschafft hat. Wer nicht mehr ums Überleben kämpfen muß, kann seinem Spieltrieb freien Lauf lassen. Männer »handeln« deshalb so gerne, weil sie Kinder sind und ihr Leben lang weiterspielen wollen. Frauen können harte Verhandlungspartner sein, aber sie würden ein Geschäft nie als Spiel ansehen. Doch das Lustprinzip ist nicht nur gut für fröhliche Betten, es regiert auch den Basar von Tunis. Und eines Tages vielleicht sogar Wall Street.

Verpaßte Chancen

Aber ganz zum Schluß, wenn wir alle praktischen und pragmatischen Gründe unserer Berufsschlingereien abgehakt haben, taucht noch ein Gedanke auf, der sich so unschuldig am Ende der Reihe aufgestellt hat wie es nur einer kann, der's wirklich faustdick hinter den Ohren hat. Was habe ich alles verpaßt? Habe ich die Ideen und Ideale, die Träume und Hoffnungen meiner Jugend verraten? Hätte ich nicht...? Wollte ich nicht immer...? Wäre ich nicht ein viel besserer...?

Und es ist wirklich genau die Zeit, zu der diese Gedanken uns vom eingefahrenen Alltagstrott zu trennen beginnen, und es ist auch gut so. Es ist die Zeit, weil uns plötzlich auffällt, daß Zeit an Bedeutung gewonnen hat. In den meisten Fragebögen für dieses Buch tauchte das Thema »Zeit« wiederholt als Problem auf: »Man lebt plötzlich auf das Ende zu.« »Die Zeit vergeht schneller.« »Ich glaube, jetzt kann ich manches nicht mehr nachholen, wovon ich früher sagte: ich hab noch genug Zeit dafür.«

Jetzt ist es tatsächlich an der Zeit, über die Traumbilder, die Lebensziele und die persönliche Entwicklung nachzudenken. Waren es tatsächlich verpaßte Chancen? Hat man sie nur marktschreierisch aufs Banner geschrieben, weil sie soviel hermachten, oder hat man sich nur nie (zu)getraut, sie konsequent zu verfolgen, oder hat man sich von Sachzwängen davon trennen lassen? Oder hat man sich nur angelogen?

Lebensziele ist ein großes Wort – jedenfalls wenn man es nicht mit dem Erwerb eines Einfamilienhauses und eines geheizten Schwimmbades gleichsetzt –, aber darüber sollten wir jetzt nachdenken. Jedenfalls dann, wenn es uns etwas unangenehm wird, bei der Betrachtung unserer Gegenwart.

Dafür gibt es drei leere Seiten, die Sie ausfüllen dürfen. Auf der ersten steht:

Vergangenheitsanalyse

Schreiben Sie in diese Zeilen stichpunktartig alle einschneidenden Ereignisse in Ihrem Leben bis heute auf. Aber auch alle Ideen, Hoffnungen, Pläne, heimlichen Gedanken und Vorstellungen. Achten Sie nicht auf Logik und zeitliche Reihenfolge.

_____

_____

_____

_____

_____

_____

_____

_____

_____

_____

_____

_____

_____

_____

_____

_____

_____

_____

Gegenwartsbeschreibung

Notieren Sie hier Ihre momentane Situation. Schreiben Sie in die linken Zeilen Ihre positiven Eindrücke, die Erfolge, auf die Sie stolz sind, und erreichte Ziele – auf die rechte Seite Ihre Versäumnisse und all das, was Ihnen im Augenblick Ärger und Kopfschmerzen bereitet.

_____   _____

_____   _____

_____   _____

_____   _____

_____   _____

_____   _____

_____   _____

_____   _____

_____   _____

_____   _____

_____   _____

_____   _____

_____   _____

_____   _____

_____   _____

_____   _____

Zukunftspläne

Und auf diese Zeilen schreiben Sie all das, was Sie als Träume, Hoffnungen, Pläne und heimliche Gedanken für die Zukunft noch bewahrt haben.

Diese drei Seiten lassen sich nicht mittels eines Punktesystems auswerten; Sie ganz allein sind aufgefordert die Zusammenhänge herzustellen. Vielleicht hat sich schon beim Schreiben vieles gefunden, das Sie schon als lange beendet und bearbeitet wähnten. Aber es ist wohl doch noch aktiv. Wünsche und Phantasien werden nur besser, wenn sie lange Zeit dauern.

Schreiben Sie nun in die folgenden zehn Zeilen Ihre größten Wünsche, gestaffelt nach ihrer Wichtigkeit.

1. _____
_____

2. _____
_____

3. _____
_____

4. _____
_____

5. _____
_____

6. _____
_____

7. _____
_____

8. _____
_____

9. _____
_____

10. _____
_____

Angesichts dieser Wünsche können Sie Ihr Leben rückblickend betrachten. Fallen Ihnen Fragen dazu ein? Würden Sie es noch einmal genauso machen? Würden Sie die gleiche Frau wieder heiraten? Würden Sie den gleichen Beruf noch einmal ergreifen? Und wenn nicht, welchen dann? Würden Sie sich mehr politisch oder ökologisch engagieren?

Und wenn Sie nicht alles noch einmal so machen würden, was kann sich denn noch ändern? Kann sich überhaupt noch etwas ändern?

Dafür gibt es ein ebenso schönes wie grausames Spiel:

Die drei Siebe
Man spielt es mit Diamanten, vorzugsweise mit großen über fünf Karat.

Das erste Sieb heißt WOLLEN. All das, was Sie noch wollen, fällt durch die großen Löcher dieses Siebes – auf das nächste, das etwas kleinere Löcher hat.

Es heißt KÖNNEN. Was von Ihrem WOLLEN KÖNNEN Sie denn (noch) verwirklichen?

Ins nächsten Sieb fallen schon etwas kleinere Diamanten, vielleicht Zweikaräter, vielleicht auch etwas kleinere.

Das nächste Sieb heißt ÄNDERN. Was können und wollen Sie tatsächlich an Ihrer momentanen Situation ändern? Bleibt noch ein Diamant übrig? Und ist er überhaupt noch erwähnenswert groß?

Nicht die großen Steine, die im ersten Sieb bleiben, sind die wertvollen Diamanten, auch nicht die mittelgroßen Steine, nicht mal die kleineren im letzten – der wertvollste ist der ganz kleine, der durch das letzte Sieb gefallen ist, denn der sind Sie – ganz persönlich und unverwechselbar. Das sind Ihre Eigenheiten, Ihr Profil und Ihre Möglichkeiten, Ihre individuelle Identität. Wenn Sie diesen Stein klar und scharf sehen können, richten Sie sich nach seiner Botschaft.

Fragen
»Blitzgescheit« ist ein Luftwesen, anders als der erdige »Adam« oder der feurige »Charisma« muß er immer »be«denken, grübeln und abwägen. Er ist gescheit, in dem Sinne, daß er Fragen beantworten kann, aber er versteht es selten, selbst die richtigen Fragen zu stellen.
Vor allem nicht sich selber.
Der Stein, der durch das letzte, feinste Sieb gefallen ist, bedeutet keine Antwort – er steht für Fragen.
Was bedeutet die Krise für mich?
Ist meine Sicherheit in Frage gestellt?
Habe ich etwas Grundlegendes falsch gemacht?
Habe ich etwas verpaßt?
Habe ich noch Zeit?
Habe ich Lebensziele?
Würde ich alles noch einmal genauso machen?
Hat mich die Krise...

> ...in meiner Ehre gekränkt?
> ...ohne Warnung überfallen?
> ...ängstlich gemacht?
> ...an das Ende gemahnt?
> ...zum Widerstand herausgefordert?
> ...nachdenklich gemacht?
> ...gelähmt?
> ...verändert?

Fragen beantworten ist heilsam, auch wenn es für manche »die falschen« sind. Um so besser. Dann regt sich der gesunde Widerstand und »Blitzgescheit« fällt von selber eine Frage ein. Sicher die beste.

125

Antworten

Auf die Frage, was will und kann ich an meiner momentanen Situation ändern, gibt es Angebote und Antworten; die schwierigste ist wahrscheinlich, sie mit NICHTS zu beantworten. Natürlich könnte man etwas ändern, gerade in Krisen- und Panikzeiten fällt einem genug dazu ein, gar nicht zu reden von den vielen guten Tips der anderen. Wer seine Situation aber ehrlich analysiert und trotzdem auf seinem Weg bleibt, hat wahrscheinlich die beste Antwort gefunden (wenn er nicht schon immer falsch gelegen hat und es immer noch nicht merkt), denn er ist nicht in die Falle »verpaßte Chancen« gestolpert.

Dieses Thema kocht in den Wechseljahren immer wieder hoch, man erinnert sich an die Traumbilder seiner Jugend und hadert mit dem grausamen Schicksal, das es verhindert hat, daß wir heute Dirigenten, Autodesigner oder Fotografen sind. Oder einfach nur reich.

Einer meiner Interviewpartner beklagte sich bitter, er wäre »der geborene Komponist« (jedenfalls angesichts dieses Mists, der sich heute als Schlager verkauft) und hätte eine große und lukrative Karriere einfach verschenkt. Auf meine Frage, ob er denn wenigstens in seiner Freizeit etwas komponiert hätte, winkte er nur gelangweilt ab. Das bringt gar nichts – wenn man in dem Job was werden will, muß man professionell einsteigen.

Es stellte sich heraus, daß er weder ein Instrument zu Hause hatte noch jemals eine Note geschrieben hatte, geschweige denn sich Kenntnisse über Kompositorik oder Arrangement angeeignet hatte. Er war ganz einfach (seit 30 Jahren) der festen Überzeugung, daß er gute Musik schreiben könnte. So verrückt das klingen mag, so normal sind solche Projektionen. Manche Jugendträume verwenden wir hartnäckig als Prachteinband für unser

126

Leben, das manche vielleicht etwas kärglich finden –
aber in diesem glänzenden Umschlag...

Die alten, bubenseligen Traumberufe Lokomotivführer und
Dompteur wurden zu Wirtschaftswunderzeiten durch Pilot
und Modefotograf ersetzt; inzwischen ist »Künstler« der
meistgenannte Traumberuf im Lande. Aber neben diesen
»Zeitberufen« gibt es die ganz großen persönlichen Träume, die irgendwann zwischen 15 und 20 wie wilde Gas-
blasen in unseren Köpfen aufgetaucht sind. Manche haben daraus tatsächlich eine Profession gemacht, andere
ein Freizeithobby und wieder andere (wohl die meisten)
haben sie platzen lassen. Vergessen oder aufs nächste Leben vertagt – aus praktischen Erwägungen.

Und ausgerechnet jetzt tauchen diese Blasen wieder auf,
man erinnert sich daran, daß man doch mal Meeresbiologe werden wollte, oder Bergführer oder einfach nur
gerne Sinologie studiert hätte. Und es ist auch gar nicht
verkehrt, sich darüber Gedanken zu machen, warum das
damals nicht geklappt hat. Würde man es mit seiner Erfahrung rückwirkend vielleicht doch versucht haben?

Alle, die im Bereich ihres ehemaligen Traumberufs aber
seitdem nichts mehr unternommen haben, weder ein
paar Fachbücher gelesen, Ausstellungen besucht oder
ein Hobby daraus gemacht, können gleich wieder zu
grübeln aufhören. Es war doch wohl nur eine »Blase«.

Für alle anderen lohnt sich die Beschäftigung mit den
beruflichen Jungenträumen jedoch – gerade jetzt. Wenn
das alte Fieber noch nicht ganz erloschen ist, kann man
damit auch seine Krise bearbeiten.

Aussteiger – Die neue Karriere. Der härteste und kom-
promißlose Weg verlangt eine Radikallösung. Völliger
Ausstieg aus dem Beruf, Ende der Karriere und von vorne

anfangen. Der Terminus »Aussteiger« wurde in den achtziger Jahren geprägt, hauptsächlich benutzten ihn damals allerdings frustrierte Manager, die »reif für die Insel« waren. Die meisten sind inzwischen wieder zurück, ob die Insel in Indonesien oder in der Karibik lag, oder ob es schlicht die Toskana war. Außerdem definierte sich diese Aussteigerei nicht als zweiter Berufsanlauf, sondern als Leistungsverweigerung. Zuviel Streß, sinnentleerte Arbeit und die Einflüsse der frühen New-Age-Bewegung waren meist die Auslöser. Es verabschiedeten sich aber hauptsächlich Männer, die es sich leisten konnten. Eine gutbestückte hohe Kante vereinfacht eben Radikallösungen.

Aber mitphantasiert haben alle. In dieser Zeit der Scheinfreiheit, in der eine Vielfalt der Entfaltungsmöglichkeiten vorgegaukelt wird, kein Wunder. Die Medien bestimmen unser Leben mehr als bei jeder Generation vor uns, sie berichten über Omas, die mit 70 noch ihren Pilotenschein machen, über die siebte Frau eines schlechten Schlagersängers, über achtzehnjährige Millionäre und einen Postler, der sich seinen Traum erfüllt hat und jetzt Wildranger im Ngorongoro-Krater ist. Alles geht.

Man trennt sich leichter, weil alle um einen herum sich (scheinbar) leicht trennen, und man liebäugelt mit dem Ausstieg. Aber zu einer beruflichen Wende gehört doch mehr, als sich von einer Frau zu trennen – und das ist traurig. Man gibt Sicherheit und sozialen Status für die zweite Karriere auf. Das mußte man bei der ersten nicht. Trotzdem sollte man sich den Schritt überlegen. Wenn überhaupt, ist jetzt die beste Zeit. Etwas Geld hat man wahrscheinlich im Rücken, wenn man eine Familie gegründet hat, sind die Kinder wohl gerade dabei sich zu verabschieden. Und wenn die Partnerin an einem sol-

chen Abenteuer (denn das ist es zweifellos) auch Gefallen findet, kann ein Ausstieg auch viel Gutes für die Beziehung bringen. Den »zweiten Atem«, um den man sonst vielleicht kämpfen muß.
Es gibt außerdem noch ein paar Vorteile:

1. Sie sind erfahren. Nicht nur in Ihrem Spezialgebiet, sondern in der Erfahrung selbst. Sie wissen, wie sich bestimmte Zusammenhänge begreifen, vermitteln und untersuchen lassen. Sie haben in Ihrem Beruf Fähigkeiten erworben, die Sie in einem anderen gut brauchen können.

2. Sie sind keine Konkurrenz. Jedenfalls nicht für die Jüngeren, die zusammen mit Ihnen anfangen. Die wissen nämlich, daß Sie höchstens noch 15 Jahre den Job machen werden. Sie bekommen einen freundlichen »Alter-Mann«-Bonus. Besonders auffällig bei Spätstudierern.

3. Sie sind gelassen. Das ist auf der einen Seite Ihrer Lebenserfahrung zuzuschreiben, auf der anderen hat es ganz klare biologische Gründe. In den mittleren Jahren treten gewisse Gehirnveränderungen auf, insbesondere im *Locus coeruleus,* einem Gebiet im Hirnstamm, das mit Angstempfindungen und bei manchen Menschen mit Anfällen von panischer Angst und depressiven Stimmungen im Zusammenhang steht. Die Veränderungen in diesem Gebiet sind für die »Altersmilde« verantwortlich, für einen Abbau von Zorn, Ängsten und Impulsivität.

4. Sie sind motiviert. Anders als die meisten Ihrer Berufsanfänger wissen Sie genau, was Sie wollen und warum Sie es wollen. Wenn Sie sich Wissen und Fähigkeiten nicht per Studium aneignen müssen (das

sich kaum nennenswert verkürzen läßt), lernen Sie viel schneller als andere. Autodidakten überflügeln Kollegen aus der gleichen Branche deshalb, weil sie hochmotiviert sind.

Umgewichten. Man kann sich Jugendträume aber auch dezenter erfüllen. Wenn Sie eine Radikalkur für übertrieben halten, sehen Sie sich doch einmal in Ihrer Firma um, ob Ihr Traumberuf nicht irgendwo vorkommt, wenigstens ansatzweise. Je größer die Firma, um so wahrscheinlicher ist das.

Natürlich werden Sie in einer Nudelfabrik keinen Platz als Meeresbiologe finden, aber wer gerne Journalist geworden wäre, könnte etwa die Firmenzeitschrift übernehmen. Anders herum sind auch Redakteure, die Vergaser einstellen können, hochbeliebt, technische Zeichner mit Modellbau-Ambitionen, Zahntechniker mit fundierten Fotokenntnissen.

Natürlich lassen Sie nur »Ihr Hobby« im Beruf auftauchen, aber was ist schlecht daran, wenn sich der Traumberuf von damals zum Hobby von heute entwickelt hat?

Die Alterskarriere. Eine Form der Einlösung der Jugendträume, die immer beliebter wird, ist die Alterskarriere. Besonders unter Beamten und Angestellten finden sich immer mehr, die ab 50 fleißig an ihr stricken. Sie benutzen die Möglichkeiten und Kontakte ihres Büros, technische Einrichtungen ebenso wie den Rat von Kollegen, um ihre zweite Karriere wasserdicht vorzubereiten. Und die beginnt sofort nach dem letzten Arbeitstag, wenn's endlich Rente gibt.

Vom Volkswirtschaftlichen her natürlich fragwürdig, wenn in einer überalternden Gesellschaft die einen einfach nicht zu arbeiten aufhören und die anderen keine Arbeit bekommen, aber wenigstens nicht unfair, wenn wir einmal den besten Fall annehmen. Nämlich, daß Sie ein Metier ausgesucht haben, in dem sich ein Anfänger sowieso nicht beweisen würde und daß Sie Steuern zahlen. So helfen Sie sogar mit, die Rentenschere etwas zu schließen.

Klassische Alterskarrieren sind nicht etwa künstlerische (die man unter Hobby und Beschäftigungstherapie abtut), sondern kaufmännische. Der Steuerinspektor gründet eine Firma zur Software-Entwicklung, der Fahrschullehrer hat in den letzten Jahren Bungalows in Tansania gebaut und leitet jenseits der Sechzig Safaris durch Zebraherden. Alterskarrieristen eröffnen Bars, Kindergärten und Buchantiquariate. Daß man in der zweiten Karriere auch noch Erstaunliches leisten kann, beweisen unter anderem die Herren Schliemann und Aries. Ersterer, Kaufmann und Hobbyarchäologe, verlegte sich im Alter ganz auf sein Hobby und fand tatsächlich – was studierte Kollegen nur für eine literarische Fiktion hielten – die Ruinen von Troja. Phillip Aries, in der ersten Karriere Fabrikant, begründete im Alter eine neue Form der demografischen Geschichtsschreibung und überließ uns zwei gewichtige Werke über den Tod und die Kindheit.

Vieles geht in der zweiten Karriere besser – der Druck ist nicht so groß, wir müssen es nicht beweisen (weder uns noch anderen) und bearbeiten nur Themen, die uns wirklich am Herzen liegen.

Zeit

Die Zeit spielt bei allen Themen der Wechselkrisen eine wichtige Rolle, beim Beruf mit die wichtigste. Haben wir noch Zeit für eine Korrektur? Haben wir zuviel Zeit für

131

Unsinn und völlige Nebensächlichkeiten vergeudet? Haben wir in unserer besten (!) Zeit die falschen Ziele verfolgt? Haben wir wertvolle Zeit vertrödelt, die uns jetzt fehlt – jetzt, da wir wissen, wo's lang geht!

Torschlußpanik im Beruf hat viele Gesichter: Wer Ende Vierzig seinen anvisierten Posten noch nicht erreicht hat, kapituliert in stummer Verzweiflung – jetzt wird er's nicht mehr schaffen. Der Zug ist abgefahren, vollbesetzt mit Jüngeren; er bleibt allein am Bahnsteig zurück. Es fängt an zu regnen...

Wer sich schon am Ziel glaubt, findet sich plötzlich mit völlig neuen Technologien konfrontiert; er findet sich plötzlich in seinem eigenen Spezialgebiet nicht mehr zurecht, läßt sich von seinem Sohn mit dem Datengriffel oder sonstwas neuem und unbekanntem vor der Nase herumfahren, versinkt in Resignation und geht in den Regen hinaus. Nur mit Strümpfen bekleidet.

Zeit kann als schreckliches Damoklesschwert erscheinen, als unerträglicher Druck (schneller, schneller, immer schneller), als tragische Geduldsprobe (nur mit der Ruhe, jetzt kommen erst mal die anderen dran) und es kann als böses und ungerechtes Schicksal empfunden werden.

Und das Schicksal ist niemals wirklich gerecht, zumindest nicht zu uns.

Wir müssen lernen, Zeit richtig zu »benutzen«. Nicht in dem kapitalistischen Sinne von »Zeit ist Geld«, sondern mehr im philosophischen. Seneca, der für seine »Zeit« recht alt gewordene römische Philosoph sagte es so: »Es ist nicht wenig Zeit, was wir haben, sondern es ist viel, was wir nicht nützen.«

Die Zeit schrumpft und wächst durch die Optik, mit der man sie betrachtet. Panik macht die Zeit schneller laufen, kürzt sie ab und weist auf ein baldiges Ende hin. Die Zeit wird von den meisten von uns auch dann als schneller (und wertvoller) erlebt, wenn wir ein Ende vor Augen haben, etwa einen Scheidungstermin, die Pensionierung, den Tod.

Ein alter, aber tragfähiger Satz, der ganz besonders »Blitzgescheit« zu denken geben sollte, ist: »Heute ist der erste Tag vom Rest deines Lebens.«

3. KAPITEL

KNÜPPEL AUS DEM SACK

»Wer früh zum Manne reift, bleibt lange jung.«
Isländischer Spruch

»Das einzige Mittel, das Leben zu ertragen, ist:
Es schön zu finden.«
Rudolf Leonhard

Der dritte Sohn bekommt zum Abschluß seiner Ausbildung einen schlichten Rupfensack mit einem Knüppel darin als Geschenk – zusammen mit dem entsprechenden Zauberspruch »Knüppel aus dem Sack!« Natürlich ist von Sex die Rede. Aber nicht nur im Märchen ist die Sexualität mit ein paar anderen Aspekten des Lebens verknüpft. Mit Aggression, mit Macht, mit der Fortpflanzung und damit auch mit dem Tod.

Der dritte Sohn hat sich vielleicht etwas gewundert über das auf den ersten Blick eher karge Geschenk, aber »Charisma« ist ein heiteres, lebensfrohes und auch weises Bürschchen (nicht so sehr gescheit, das ist sein Bruder »Blitzgescheit«), und er weiß, daß er da schon einen Schatz ergattert hat. Anstrengend wie jeder Reichtum, aber immerhin der ihm gemäße.

»Charisma« schleppt eine geballte Ladung Männlichkeit mit sich herum. Der Knüppel aus dem Sack war schon immer unser Sheriffabzeichen, unser Stolperstein, unser heiliges Schwert, unser Maßstab und -ständer, unser Altar und unser Trauma. Mit ihm kann man sich beweisen – zeugen wie versagen.

Frauen verlieren in der Menopause tatsächlich die Möglichkeit sich fortzupflanzen, Männer bleiben »ewig« zeugungsfähig. Für Frauen kann in ihren Wechseljahren ein echtes Verlustgefühl auftreten, jedenfalls für die, die ihr Frausein stark mit der Mutterrolle und ihrer Voraussetzung, der Fruchtbarkeit, verknüpft haben. Männer können immer noch träumen. Früher setzten Könige, Zaren und Kalifen ihre Träume noch gerne in die Tat um und das Volk liebte potente Potentaten. Inzwischen haben Prominente diese Rolle übernommen – Sportler, Reeder, Maler und Schauspieler. Sie zeigen, daß sie ihre »Potenz« erhalten haben und meinen nicht nur die Aktivität

von Spermien, sondern viel mehr ihre Macht und ihre
erhaltene Attraktivität.
Sicherlich haben Onassis, Picasso und Chaplin nicht nur
»nachgelegt«, weil sie gerne noch ein paar späte Erben
in die Welt setzen wollten. Die Fruchtbarkeit geht nach-
gewiesenermaßen im Alter zurück, doch nie recht dramatisch. Eigentlich macht man sich als Mann jenseits der
40 oder 50 auch kaum Gedanken über Kinder – meist
hat man schon ein paar, die Freude (warum also mehr?)
oder Leid (warum, um Gottes willen, noch mehr?!) bedeuten –, also haben solche Spätväter meist etwas anderes im Sinn. Das Beweisen der Manneskraft. Denn es
genügt für viele nicht, zu »können« – sie müssen auch
»können zeigen«.
Aber Normalsterbliche begnügen sich mit dem Problem
»können«.
Ja, Männer können noch, wenn keine psychischen oder
physischen Störungen vorliegen. Es gibt keine Meldun-
gen darüber, daß ein Penis im Alter kleiner wird (jedenfalls ein erigierter), ältere Männer wiegen mit Erfahrung
und Technik die ungestüme Manneskraft der jüngeren
Kollegen auf und sind geschickter darin, ihre Ejakulation
zu verzögern. Sie kennen einfach die Frauen besser –
und sie kennen meist ein paar mehr als jüngere.
Und auch mit dem Eintritt ins Rentenalter muß »er«
nicht automatisch in Pension gehen. Wissenschaftliche
Untersuchungen haben gezeigt, daß immer noch 80 Prozent der Männer zwischen 65 und 70 an Sex interessiert
sind (und nicht nur akademisch), und bei den über
70jährigen ist es immerhin noch jeder vierte.
Aber so weit ist es ja noch nicht. Wenn in den Wechseljahren der Sex Probleme macht, gibt es eine Vielzahl
von Gründen – und Lösungen.

137

KRISEN IM BETT

Der geschwätzige Kopf

Genauso wie der verwirrte, aufgeregte und unerfahrene Kopf im Anfang unseres Sexlebens die Lust störte, wiederholt er in den Wechseljahren sein zerstörerisches Werk. Schon Plato hatte es klar erkannt: »Vom Charakter ist des Mannes Geschlechtsorgan ungehorsam und eigensinnig wie ein Wesen, das dem Verstande nicht gehorchen und alles seiner wilden Begierde hörig machen will.«
Daß unser bestes Stück nicht per Gedankenbefehl steif wird, haben wir bald gemerkt – daß es Gedanken aber ganz schnell erschlaffen lassen können, ist die andere und schrecklich ungerechte Wahrheit. Und gerade in dieser Zeit des Umbruchs spricht der Kopf meist dann, wenn er's wirklich nicht sollte. Er erinnert uns an körperliche Veränderungen (meist negative), an Termindruck und Arbeitsüberlastung, an Existenzsorgen und Überdruß.
Ein immersteifer Penis bedingt natürlich noch nicht automatisch einen umwerfenden Orgasmus. Aber man hätte ihn halt immer gerne dann steif, wenn er steif sein sollte.

Adam: »Was ist denn los?! Jetzt mach nur nicht schlapp, ich hab noch jede Menge Kondition...«
Charisma: »Dann geh doch ins Fitneßstudio.«
Blitzgescheit: »Laß dich nicht durcheinanderbringen... bleib doch bei der Sache, Napoleon konnte sogar gleichzeitig... he, was ist denn los? Du wirst ja ganz schlapp...«
Charisma: »Unsinn. Schau doch her! Ich... äh, also... verdammt! Hört sofort auf, euch hier einzumischen!«
Blitzgescheit: »Wer mischt sich ein? Ich mache dich nur auf etwas aufmerksam.«

Adam *(ächzt):* »*Ach was, das haben wir gleich. So... hmmm, gleich...*«
Charisma: »*Vergiß es. Da gibt's keine Winde, an der man drehen kann – ich bin's, der die kleinen Schwellkörper in der Hand hat!*«
Blitzgescheit: »*Dann halt doch endlich die Klappe. Nachher bist es auch du, der das Problem damit hat!*«
Charisma: »*So? Tja, da ist was dran...*«
(»Charisma« schweigt, aber er hat sein zerstörerisches Werk schon beendet. Und das war doch wirklich das letzte, was er wollte.)

Echte (nämlich organische) Erektionsstörungen sind selten, und meist kann man selbst ganz gut abschätzen, ob die plötzlich verflogene Lust vor destruktiven Gedanken Reißaus genommen hat oder nicht.
Gehen Sie daher mit Ihrer Partnerin nie ins Bett, wenn unerledigte und bedrückende Gedanken noch durch den Kopf kreisen. Sprechen Sie diese Überlegungen mit ihr durch und versuchen Sie sie gemeinsam zu bearbeiten.
Und lassen Sie sich nicht auf ein falsches Klischee festlegen.
Männer wollen immer.
Nein, Männer wollen auch mal nicht und dürfen das ebenso selbstverständlich äußern wie Frauen.
Frauen haben manchmal Hemmungen, sich zu »verweigern«, weil sie annehmen, daß der Partner das als Kälte und mangelnde Liebesfähigkeit auslegen würde. Männer haben Angst, daß eine Verweigerung als Schwäche und mangelnde Bereitschaft angesehen wird. Potenz und Liebesfähigkeit – zwei Worte, eine Bedeutung, aber bei Männern und Frauen immer noch sehr unterschiedlich besetzt.

Auch über solche Klischees kann man sich unterhalten. Geschwätzige Köpfe können überhaupt nur durch noch geschwätzigere Münder zum Schweigen gebracht werden. Und wenn Sie vor lauter Kopfkreischen die schönste Lust als Marter erleben, dann lassen Sie's einfach. Sagen Sie: »Mir geht so viel im Kopf herum, ich kann einfach nicht loslassen.«

Erzählen Sie ihr davon, lassen Sie sie teilhaben und nehmen Sie den lästigen Störer als einen gemeinsamen Gegner wahr, dessen Themen man zusammen bearbeiten muß, damit man sich wieder in Ruhe der gemeinsamen Zärtlichkeit widmen kann.

Die Menopause der Partnerin

Vor zehn Jahren wurde eine amerikanische Studie veröffentlicht, die sich mit dem Sexualleben »älterer« Ehepaare beschäftigte. Bei immerhin 60 Prozent der Männer traten sexuelle Probleme auf oder verschlimmerten sich bestehende, als ihre Ehefrauen ins Klimakterium kamen. Natürlich kann man das bei einen Großteil als einen typischen Trick verstehen, die Verantwortung für das Nachlassen der eigenen Lust der Frau zuzuschieben; eine Praktik, die nicht ganz unbekannt in Männerkreisen ist.

Aber viele gaben doch an, daß sie aus Unwissenheit (Was passiert denn überhaupt in der Menopause?), Angst, der Partnerin weh zu tun (zunehmende Trockenheit der Scheide) und dem Gefühl, daß die weibliche Sexualität mit den Wechseljahren ihr Ende gefunden habe, sich vom Beischlaf zurückzogen.

Dagegen geben immer noch zwei Drittel der Frauen in den Wechseljahren an, Spaß am Sex zu haben – 20 Prozent meinen sogar, es würde ihnen mehr Vergnügen als vorher bereiten. Denn ein wesentlicher Unterschied zur Vergangenheit ist ja, daß man nicht mehr verhüten oder Angst vor einer ungewollten Schwangerschaft haben muß.

Organische Störungen

Eine echte Impotenz (erektile Dysfunktion für alle Humanisten) bedeutet, daß man nie einen Steifen bekommt oder daß er immer zu schwach ist, um ihn reinzukriegen. Wenn er mal nicht gleich (oder gar nicht) steif wird oder zwischendurch wieder stark abbaut, ist das keineswegs ein Vorbote des schlimmen Flammenwortes I-M-P-O-T-E-N-Z, sondern ebenso normal wie banal.

Aber heilsam ist in diesem Zusammenhang, wenn man weiß, was Potenz wirklich bedeutet und wie sich Penisse normalerweise verhalten.

Man glaubt, wenn ein Penis steif wird, dann wächst und wächst er, wird prall und praller, bleibt so bis er seine »Pflicht« erfüllt hat und wird am Ende wieder schlapp. Das ist falsch. Penisse haben ihren eigenen Rhythmus, sie schwellen an, ducken sich wieder ein bißchen, pochen, werden wieder größer, legen sich kurz wieder hin, schnellen in die Höhe, pulsieren, kichern, stammeln, werfen sich in die Brust und stolpern plötzlich über die kleinste Banalität. Etwa über einen kläffenden Dackel oder ein einstürzendes Bücherregal.

Denn Leute, die Sex mit Leistungssport verwechseln, sind oft ganz verblüfft, wenn sie feststellen, daß er auch mit Sympathie und Zärtlichkeit zu tun hat. Und es gibt wenige, die bei einer Frau, die sie eigentlich gar nicht leiden können, einen hochkriegen.

So etwas lernt man (hoffentlich) schon vor dem vierzigsten Geburtstag.

Danach können tatsächlich auch kleinere organische Schwächen auftreten, und sie können sich bis zur schrecklichen Spitze auftürmen, auf der in roter Leuchtschrift IMPOTENZ steht.

In einen erregten Penis muß zwanzigmal mehr Blut gepumpt werden, als er in schlapper Form enthält. Und mit dem Älterwerden kann es passieren, daß sich die Arterien, die unseren Unterleib versorgen, durch Cholesterinablagerungen verengen. Die Erektion wird immer schwieriger – nicht nur sie zu bekommen, sondern auch, sie zu behalten. Denn ist erst einmal genug Blut in den Schwellkörpern, dann gehört es auch gestaut. Das besorgen eigentlich die Venen, die sich durch das Zusammenpressen abdichten. Aber gerade die werden im Alter oft durchlässig, und so kann dieses wunderschöne Hydrauliksystem leck und hinfällig werden. Bei jedem dritten Fall von Impotenz sind Durchblutungsstörungen der Grund.

Aber auch Störungen im Funkverkehr vom Gehirn zum Unterleib können für Impotenz verantwortlich sein. Klassische Auslöser dafür sind Diabetes, aber auch Bandscheibenvorfall, Nachwirkungen von Bauchoperationen und multiple Sklerose.

Immerhin begünstigend für eine Erektionsschwäche oder -unfähigkeit sind Rauchen, starker Alkoholkonsum und die Einnahme mancher Medikamente, etwa gegen Bluthochdruck, Magengeschwüre und Epilepsie.

Am wenigsten fällt das ins Gewicht, mit dem wir unsere Wechseljahre doch ein bißchen denen der Frauen anlehnen wollten – die Hormonumstellung. Tatsächlich wird vom geheimnisvollen Elixier, das unseren Sex ausmacht – dem Testosteron –, äußerst selten so wenig nachgeliefert, daß daran die Schwellkörper verzweifeln müßten. Der Hormonpegel im Blut muß schon äußerst drastisch fallen, damit auch die Erektion betroffen ist. Nur jede zwanzigste Impotenz ist darauf zurückzuführen.

Testosteron

Warum unser »Sexhormon«, das übrigens auch Frauen in Stimmung bringt, denn ein so überaus wichtiges Mittelchen ist, liegt einerseits am Mythos Manneskraft, andererseits wohl daran, daß wir angesichts des hochkomplizierten hormonellen Gefüges der Frau nicht zurückstehen wollen. Was ihr Östrogen, ist uns Testosteron. Das »Hormon des Mannes« war immerhin für einen Nobelpreis gut. 1931 isolierte es der Biochemiker Adolf Butenandt aus 15 000 Litern Urin von Berliner Polizeischülern – wie passend: ein teutsches Männerhormon aus teutschen Polizistenpenissen. Und tatsächlich steuert es ja nicht nur unsere Libido, sondern auch unsere Aggressivität und Arbeitslust.

Die Hoden sorgen mit ihrer permanenten Testosteronproduktion (etwa 2,4 bis 3,6 Milligramm pro Tag) dafür, daß täglich ein kleiner Schuß Männlichkeit ins Blut kommt, unsere Busen nicht schwellen, uns der Bart niemals ausgeht und die Stimmen nicht zu piepsig werden. Und, daß wir zur Fortpflanzungszeit unsere Pflicht erfüllen können.

Aber Hoden sind nur schlichte Fabriken, der Chef sitzt weiter oben. Tatsächlich wird die hormonelle Feinabstimmung von der Hirnanhangsdrüse (Hypophyse) besorgt, die das luteinisierende Hormon (LH) ausschickt, um damit die Produktionsstätten zwischen den Beinen stündlich zu überwachen. Sinkt der Testosteronausstoß, wird das an die Hypophyse gemeldet, die sofort LH-Geschwader ausschickt, um die Produktion wieder anzukurbeln.

Aber irgendwann zwischen 40 und 50 lassen sich die Hoden von den LH-Boten nicht mehr so recht stimulieren und fahren die Testosteron-Produktion langsam zurück. Die Hypophyse schickt immer größere Mengen LH los, um die Meuterei zu beenden, aber die Hoden bleiben unbeeindruckt. Der Luteinspiegel steigt dramatisch an, der Testosteronspiegel sinkt gemächlich. Und das kleine bißchen, das noch ins Blut gelangt, hat neue Feinde. Vermehrtes Bindeeiweiß fängt und neutralisiert Testo und – viel schlimmer – im Fettgewebe wandelt sich Testo tatsächlich in Östrogen um. Wir verweiblichen!

Jedenfalls reicht der Östro-Schub bei vielen für eine hübsche Brustpartie, deren Umfang nicht mit Muskeln alleine zusammenhängt.

Ohne Testo, unseren alten Knüppelfreund aus dem Sack, fehlt uns ein wenig der Biß – wir können schon noch, aber wir wollen nicht mehr so recht können.

Aber dann sollte man doch einfach Testosteron einnehmen oder sich sonstwie zuführen, wenn's die Hoden nicht mehr herstellen wollen.

Richtig. Das tut man auch.

Ein kleiner Schnitt in das weiche Fett der männlichen Hinterbacke und ein paar winzige, blasse Stäbchen vom Operateur hineingestopft, Pflaster drüber, 1000 Mark gezahlt und ab geht die Post. Kristallines Testosteron wird, hauptsächlich in angelsächsischen Ländern, den lendenlahmen Platzhirschen, die es sich leisten können, von Nobelärzten eingepflanzt. Es kurbelt wieder die ganze Männlichkeitsmaschinerie an, macht frech, spitz und hart. Aber nicht immer da, wo es nötig wäre. Testosterongaben steigern zwar die Libido, aber sie steigern nicht die Potenz. Nichts aber ist schlimmer, als noch mehr zu wollen und genausowenig zu können.

Die Fitmacher

Nicht von Aphrodisiaka soll hier die Rede sein, sondern von Stützen für das Glied. Neben dem internationalen Waffenhandel ist der männliche Erektionsmarkt der größte und lukrativste der Welt. Die unzähligen, in Asien seit Jahrhunderten entwickelten Geheimtips, Cremes und Tropfen, Nashornraspel und Grillhoden am Spieß erscheinen im Licht der modernen westlichen Alternativen gar nicht mehr so aberwitzig.

Vitamin E wird besonders gerne als Potenzvitamin verschrieben. Aber auch mit Gelee Royale, Bienenpollen und Ginseng rückt man schlechten Stehern zu Leibe. Einreibecremes wirken entweder nicht oder sind nicht ganz ungefährlich. So etwa ein Nitroglycerin-Gel, das auf den Penis eingerieben wird und die Blutgefäße ordentlich weitet. Aber über die Scheidenwand gelangt das Nitroglycerin auch in den Kreislauf der Frau und wirkt dort eher schmerzlich. Yohimbintabletten puschen auch ordentlich Blut zwischen die Beine, aber sie sollten nur von Männern mit gesundem Kreislauf genommen werden, weil sie Bluthochdruck verursachen können. Naturheilkundige empfehlen autogenes Training, Akupunktur und Hypnosetherapie – bei psychischen Verspannungen einigermaßen einsichtig. Zur »Nervenstärkung« trinkt man einen Tee aus Schlüsselblumen, Edelraute, Engelwurz, Melisse oder Wacholderbeeren. Und gegen die schlechte Blutzufuhr im Unterleib hat der Universal-Pfarrer Kneipp einen guten Tip: Kalte Sitzbäder (12 Sekunden bei 15 Grad) und warme Beckengüsse. Stark im

Trend liegt im Moment Zink, obwohl es noch immer umstritten ist, ob es tatsächlich heilsam bei Prostatabeschwerden und Impotenz wirken kann. Tatsächlich enthält die Prostatadrüse hohe Konzentrationen an Zink und ein Absinken des Zinkspiegels läßt gleichzeitig den Testosteronspiegel sinken – aber zusätzliche Gaben sind meist nicht erforderlich. Man nimmt bei einer ausgewogenen Kost genügend Zink zu sich. Wer allerdings völlig auf Milchprodukte, Gemüse, Frischkorn, Meeresfrüchte und Fleisch verzichtet, kann Zinktabletten einnehmen. Die empfohlene Tagesdosis liegt bei 15 Milligramm.

Aber auch die Chirurgen wollen am »Knüppel aus dem Sack« verdienen. Sie legen inzwischen schon Bypassleitungen für verengte Erektionsarterien und bauen ganze Hebekräne ins Gemächte. Da gibt es etwa die halbsteife Prothese; zwei biegsame Kunststoffröhrchen, die in die Schwellkörper des Penis eingepflanzt werden. Der Penis ist dauerhaft halbsteif und kann (wie das Bein einer Barbiepuppe) bei Bedarf nach oben gebogen werden.

Oder gar eine hydraulische Prothese mit Handpumpe im Hodensack, einem eingebauten Flüssigkeitsbehälter hinter dem Schambein und Schläuchen in beiden Schwellkörpern. Bei Erektionsbedarf pumpt der Mann einfach die Flüssigkeit in die Schläuche, die stellen sein Glied auf – und nach vollzogener Lust läßt er die Flüssigkeit wieder ins Reservoir ab.

Womit man früher versprach, Damenbusen zu vergrößern, bläst man heute die Penisse auf. Ein Plastikzylinder wird über den Penis gestülpt und mit einer Handpumpe zieht man die Luft in seiner Umgebung heraus. Der Unterdruck zieht arterielles Blut in die Schwellkörper, ein Gummiring um die Peniswurzel verhindert das zu schnelle Abfließen.

146

Mit der Schwellkörper-Autoinjektionstherapie, kurz SKAT genannt, werden im Moment die schicksten Ständer fabriziert. In die Schwellkörper werden mittels einer dünnen Injektionsnadel etwa 10 Milliliter einer vasoaktiven Substanz gespritzt. Nach zehn Minuten steht er und bleibt für ein bis zwei Stunden stehen. Manchmal leider aber auch länger, was im Medizinerjargon »Priapismus« genannt wird – ein schelmischer Hinweis auf den mythologischen Sohn der Aphrodite, der mit einem lebenslangen Ständer geschlagen war. Schmerzhaft, wenn man kein Halbgott ist. In solchen Fällen spritzt man ein Gegenmittel oder saugt gar das Blut aus den Schwellkörpern ab.

Aber vor lauter Technologie könnte es leicht passieren, daß wir darüber den Sex vergessen. Sex ist ein Spiel, und die wenigsten Erwachsenen können heute noch richtig spielen. Spielen hat nichts mit gewinnen zu tun, mit Regelwerken und festen Spielzeiten, eher mit sich ausleben, mit frei fliegen und alle Masken ablegen. Also gibt es auch keine Verlierer, keine Noten und keine Manöverkritik danach. Sex ist keine todernste Sache und kein Kräftevergleich, kein Sport und keine Tradition. Sex ist wie ein guter Witz, den man in der Straßenbahn gehört hat und den man unbedingt weitererzählen will. Sex ist wie ein erfrischendes Bad in einem Baggersee, bei dem man spontan angehalten hat, auf der Heimfahrt von der Arbeit.

Und Lachen stört den Sex nicht im geringsten – im Gegenteil. Frauen die lachen, wenn es ihnen kommt, sind die wertvollsten Edelsteine, die man finden kann. Laßt sie bloß nie wieder los!

Eine gute Möglichkeit, sich Sex zu verderben, ist, ihn zu sehr zu überhöhen. Klar, es gibt diese kosmischen Ergüsse, die jedes Erdbeben in die Schranken weisen – aber nicht oft. Gott sei Dank nicht oft. Nur fanatische Kinogänger erwarten jede Nacht ein Remake von »9 1/2 Wochen«, und sie setzen sich damit selbst starkem Druck aus und unerfüllbaren Vorgaben. Nicht bei jedem Orgasmus wackelt die Erde, aber das ist kein Grund, es nicht immer wieder zu versuchen!

Die Botschaft des drittens Sohns ist es, den Knüppel endlich »aus dem Sack zu lassen« – ihn nicht als geheimnisvolle Majestät, als »potenzielle« Macht, als Herrscher der Dunkelheit und magische Triebwurzel zu vergöttern und gleichzeitig zu fürchten, sondern ihn freundlich, aber neutral im Licht des Tages zu betrachten. Die Hose aufzuknöpfen und zu sagen: »Aha, ein Pimmel. Mein Pimmel.«

Sich dem Prügel (der im besten Falle ein halbes Menschenleben automatisch immer dann stand, wenn er zu stehen hatte) zu stellen, muß nicht in der Form eines Zweikampfs geschehen. Ein typisches Symbol für die Kommunikation von Männern mit ihrem Penis ist das Duell. Zwei stehen sich gegenüber, belauern sich, warten auf den ersten Angriffszucker (»Keine falsche Bewegung!«) – ob Degenfechter der königlichen Garde oder zwei O-beinige Revolvermänner auf der Hauptstraße von Laramie. Jedenfalls kein entspanntes Klima, und bisher hat das ja auch ganz gut gepaßt: Spannung bringt Steifheit.

Aber nachdem die Wechseljahre eine Chance, eine Erfahrung und eine Wandlung sein sollen – um eben nicht in die Krise zu führen, müssen wir uns damit auseinandersetzen, an uns herabsehen und vor allem auch einmal unsere Partnerin fragen, ob es wirklich ihr sehnlichster Wunsch ist, daß wir nur funktionieren – ob sie mehr immersteife Penisse oder lebendige Erotik will. Ärzte, die nicht nur Geld machen wollen, fragen: »Klar könnte ich Sie steif kriegen, aber wieso denn, wenn Sie gar keine Lust haben?«

Die Lust ist ebenfalls ein wetterwendisches Ding, und im Laufe einer Beziehung ändern sich nicht nur Umgangsformen, Vorstellungen und Ansichten vom anderen, sondern eben auch die spontane Geilheit. Hat es früher gereicht, wenn man nur von ihrem Arm gestreift wurde, so braucht man heute schon stärkeren Tobak. Aber ebenso, wie es ganz normal ist, daß sich Beziehungen im Laufe der Jahre verändern, ist jede momentane Form auch gut so. Es gibt keine »bessere« Beziehung, die man eigentlich anstreben sollte – die aktuelle Form ist die gemäße, wenn nicht einer (oder gar beide) unter ihr leiden.

Es ist zwar nicht schick, wenn sich zwei Endvierziger mit »Mama« und »Papa« anreden, aber nachdem sie niemand dazu gezwungen hat, werden sie sich schon damit wohl fühlen. Wenn sie aber glauben, daß allein dadurch ihre Beziehung einschläft, und sie sich schleunigst grellbunte Radlerhosen über die Bäuche streifen und sich zwanghaft nur noch »Tschortsch« und »Bäibi« rufen, könnten sie sich gewaltig getäuscht haben. Etwa so wie die deutschen Fernsehmacher, die an Wochenenden den »Musikantenstadel« servieren, weil sie glauben, daß wir das so wollen.

KRISEN IN DER PARTNERSCHAFT

Partnerschaften können sich auf die seltsamsten Weisen entwickeln. Man braucht kein schlechtes Gefühl zu haben, wenn man nicht so miteinander verkehrt wie andere Paare – solange es beiden dabei gutgeht. Es gibt spielerische Beziehungen, erotische Beziehungen, freundschaftliche Beziehungen, stürmische und pragmatische Beziehungen – ganz so, wie es jeder braucht. Hauptsache, es ist ein bißchen von jedem dabei, dann kann es auch eine lange Beziehung werden.

Wenn Sie mit ihr über Ihr Gefühl sprechen, sagen Sie nicht: »Also heut morgen bin ich aufgewacht und fand alles so fad, so deprimierend, unsere ganze Beziehung ödet mich an...« – denn das heißt du ödest mich an, sagen Sie lieber: »Heut morgen bin ich mit einem ganz schrecklichen Gefühl aufgewacht, so richtig frustig, als wären wir gar nicht mehr wirklich zusammen. Das Gefühl mag ich überhaupt nicht. Wir sollten etwas mehr füreinander tun, damit es wieder so wie früher wird.«

Wenn beide Partner glücklich und zufrieden sind, ist jede Form der Gemeinschaft richtig – von der Kumpelehe bis zur leidenschaftlichen Daueraffäre, von der platonischen bis zur dionysischen Verbindung. Wir durchlaufen in einer Beziehung sowieso mehrere Stadien – keine besser oder schlechter als die andere –, und wie wir unsere momentane gestalten, hängt ebenso von Äußerlichkeiten wie von unseren angelernten Gemeinschaftsmustern ab.

Je näher man sich kennt, um so weiter kann man sich auch entfernen – aber wenn sich eine gemeinsame Erfahrungswelt eingestellt hat, kann man sie auch genießen. Kennen bringt immer auch etwas Selbsterkennen mit sich; das ist heilsam und stutzt uns selbst wieder aufs Normalmaß zurück. Zur Intimität gehört Ehrlichkeit, aber keine Ehrlichkeit um jeden Preis, keine unnötige jedenfalls, die den anderen nur verletzt. Zur Ehrlichkeit gehört auch, daß man Schutzmechanismen, die man üblicherweise gegen andere aufgebaut hat, bei IHR aufgibt. Vertrauen ist angesagt – Vertrauen, daß sie einen nicht an der Nase herumführt, nicht fremdgeht, keine gemeinsamen Geheimnisse ausplaudert und in wichtigen Dingen die Wahrheit sagt. Und man sollte den anderen so sehen wie er ist und ihn so stehen lassen können. Man muß mit dem anderen teilen (auch seine Sorgen, Ängste und

Phantasien) und man sollte auf eine Ausgewogenheit der beiderseitigen Gefühle achten: Einfühlsamkeit, Zärtlichkeit, Interessen.

Intimität zulassen, heißt sich öffnen, sich mit all seinen Stärken und Schwächen darstellen und die Angst vor einem plötzlichen ÄTSCHBÄTSCH verlieren. Viele haben Probleme mit dieser Intimität, ob aus Schüchternheit, aus zu großer Aggressivität, aus Egozentrik oder aus falschen Erwartungen an eine Beziehung. Viele nehmen sich selbst so wichtig, daß sie erst gar nicht versuchen, die Meinungen und Gefühle eines anderen zu akzeptieren. Wenn beiden viel an dieser Partnerschaft liegt, werden sie versuchen, daran zu arbeiten. Wenn nicht...

Dann wird das Problem bei der nächsten Frau mit tragischer Sicherheit wieder auftauchen.

Irgendwann fühlt man sich als »altes Ehepaar«, egal ob man verheiratet ist oder nicht, ob man Zwanzig oder Fünfzig ist. Eines Morgens setzt man sich im Bett auf und fühlt eine seltsame Lethargie; ihre Haut riecht nicht mehr so gut wie am Anfang, man kriegt nicht sofort einen Ständer, wenn sie nur die Haare schüttelt, sie hat schon wieder ihre Strumpfhose über die Nachttischlampe gehängt, und man läßt sich wieder auf den Rücken fallen und seufzt abgrundtief.

So was ist schlimmer als jeder Streit (siehe: Streitkultur), und es passiert jedem, irgendwann einmal. Mit tödlicher Sicherheit.

Jetzt kann man sich hinsetzen und ihr einen Liebesbrief schreiben.

Was? Ausgerechnet jetzt?! Ja, es ist wahrscheinlich sehr lange her, daß man ihr den letzten geschrieben hat. Notieren Sie einfach alles, was Ihnen fehlen würde, wenn Sie nicht mehr mit ihr zusammen wären. Und machen

151

Sie sich ein paar Gedanken, wie Sie das alte Lächeln wieder in ihr Gesicht kriegen können.

Partnerschaftskrisen in den Wechseljahren haben meist zwei typische Notausgänge: die Beziehung wird zu einer Nörgelehe oder man trennt sich. Klassische Verlaufsform: Ehe, Kinder, Arbeit und Aufstieg, man weiß, wofür man arbeitet und genießt das Familienleben – irgendwann weiß man nicht mehr, wofür man sich »so abrackert« (Worte sind verräterisch) und empfindet die Familie als zusätzliche Belastung, nicht mehr als Ruhe- und Kraftpol. Die Kinder werden älter und verlassen das Haus, und plötzlich ist man wieder mit dieser Frau alleine – aber es ist ganz anders als vor zwanzig Jahren. Jetzt kann man entweder wieder aufeinander zugehen oder sich trennen.

Wenn man sich trennt (meist wegen einer anderen, die ganz so ist wie SIE damals war), muß man sich auf eine böse Überraschung einstellen. Auch sie bleibt nicht so – und irgendwann keimt der Verdacht auf, daß man selbst vielleicht einen schrecklichen Fehler gemacht hat. Daß es wahrscheinlich besser gewesen wäre, sich mit einer Frau, mit der man eine Menge Vertrautheit hatte, weiterzuentwickeln als mit einer neuen erst wieder Vertrautheit aufzubauen. Abgesehen von dem Leid, das für alle bei einer Trennung produziert wird, muß man eine lästige Platzrunde absolvieren – sie kostet Zeit und Kraft.

Wenn man sich nicht trennt und ein Nörgelpaar wird, kann man viel tun um sich wieder zu fangen.

Erinnern Sie sich zum Beispiel an all die schönen gemeinsamen Erlebnisse und sprechen Sie mit Ihrer Partnerin darüber. Versuchen Sie im nachhinein Verstimmungen und Problemen auf die Spur zu kommen; jetzt geht es leichter, weil der Zugang entspannter ist.

Denken Sie daran, was diese Familie Ihnen in den letzten zwanzig Jahren alles gegeben hat:

- Ein Testgelände für Meinungen und Verhaltensweisen, die Sie danach »draußen« anwenden konnten.
- Eine Kontrolle für Ihre eigene Identität, die manchmal in anderen, hektischen Konstellationen gefährdet war.
- Eine praktische und konkrete Hilfe. Krankheiten, Selbstzweifel und Krisen wurden in ihr und von ihren Mitgliedern »gepflegt«.
- Einen Freiraum. Hier durften Sie immer mit Schonung und Unterstützung rechnen, einfach weil Sie »Mitglied« waren – nicht weil Sie es sich verdient hätten.
- Eine Anregung. Durch verschiedene Charaktere und ihre Vorlieben bekamen Sie ein reichhaltiges Angebot vorgesetzt: Unterhaltung, Sport, Kultur, Spiel und Schwätzen.

Wenn Sie in einer Nörgelehe stecken, denken Sie an diese Qualitäten und versuchen Sie, sie wiederzubeleben. Wenden Sie sich Ihrer Frau zu, ehrlich und aufmerksam, sprechen Sie mit ihr über Ihre Frustrationen und Stimmungen, über die unbefriedigende momentane Beziehung, aber machen Sie es ganz explizit deutlich, daß Sie daran arbeiten und sie ändern wollen.

Meist reicht schon der erste Satz, das erste Ansprechen einer Stimmung, um einen Staudamm von Frust und verbissen aufeinandergeschichteten Vorwürfen bersten zu lassen. Sie werden vielleicht die schönste Nacht seit zwanzig Jahren erleben, aber damit ist es nicht getan. Ab jetzt heißt es arbeiten.

Natürlich für beide.

Stellen Sie Programme auf, erinnern Sie sich an ihre Lieblingsmusik, kaufen Sie Konzertkarten, informieren Sie sich über Kulturprogramme, gehen Sie zusammen ins Kino, überraschen Sie sie nicht mit männlichen Standard-Geschenken, sondern mit Zeichen der Gemeinsamkeit, mit Essenseinladungen und Fahrradtouren am Wochenende, mit Einladungen von und bei gemeinsamen Freunden, besuchen Sie Orte der alten Verliebtheit, lassen Sie sie an Ihren Problemen teilhaben und fragen Sie nach ihren, einigen Sie sich auf eine gemeinsame Sportart und fahren Sie zusammen in Urlaub und spielen Sie zusammen.

Akzeptieren Sie, daß der »alte« Zustand der verklärten Verliebtheit nicht wieder herzustellen ist und engagieren Sie sich für einen neuen.

Und stellen Sie ein Programm für die Liebe auf. Sex kommt nicht von alleine. Man muß die Lust aufmerksam pflegen, so wie man seine Haare wäscht, seinen Wagen zur Inspektion fährt und seine Kontoauszüge sammelt. Nur macht Sex sehr viel mehr Spaß als frisch gewaschene Haare.

Also ran. Warten Sie nicht, bis Ihnen irgend etwas signalisiert wird, Sie sind selbst signalfähig. Überraschen und verwöhnen Sie sie, schaffen Sie Neues und Aufregendes, aber machen Sie's nach Ihrem Bauch und nicht nach den dubiosen Tips von Sexhoroskopratgebern. Man sieht grauenhaft blöd aus in einem schwarzen Latexoverall und die Privatvorführung von »Deep Throat« könnte sie zu hysterischen Lachstürmen hinreißen.

Eine gute und dauernde Partnerschaft bedeutet Glück. In jeder Beziehung. Denn abgesehen von ihrer momentanen Seltenheit bringt sie soziale Unterstützung, stärkt das Selbstvertrauen und wirkt als natürliche Streßbremse – drei wichtige Faktoren für das Wohlbefinden. Glück macht gesund weiß die Volksweisheit, und sie hat wohl recht: Die körpereigenen Opioide, die in harmonischen,

glückseligen Stimmungen vermehrt fabriziert werden, wirken direkt auf unser Immunsystem.
Aber natürlich bleibt es nicht nur beim kreativen, liebevollen und glückseligen Programm, in einer Nörgelehe muß auch gestritten werden.

STREITKULTUR

Sogar Ehepaare, die schon 20 Jahre verheiratet sind, können beim Streiten noch etwas dazulernen. Streiten kann (abgesehen davon, daß es im besten Fall klärend und entspannend wirkt) auch durchaus Spaß machen und ist oft mehr ein Problem für unschuldige Zuhörer als für einen selbst. Entweder man streitet über exakte Themen (»Ich hab keine Lust, jeden zweiten Abend alleine zu Hause zu hocken!«) oder über diffuse Gefühle.
Wenn man nicht nur so zum Spaß streitet, sollte man ein paar Regeln beachten:
Klare Aussagen machen: Egal, ob man den Streit anfängt oder ihn nur parieren muß, am Anfang sollte man genau erforschen, was denn der Kern dieses Streits ist. Dazu gehört auch, wie man den anderen anspricht. Man sollte sagen, was man selbst will und meint, nicht etwa das, was der andere wollen oder meinen könnte.
»Ich hab dir rechtzeitig Bescheid gesagt, daß ich heute abend später komme und hab keine Lust, mich dafür auch noch zu entschuldigen.«
»Du glaubst ja doch bloß, daß ich jedes Mal meine Sekretärin flachlege, wenn ich zum Tennis gehe. Und außerdem ist das genau die Tour, mit der deine Mutter deinen Vater aus dem Haus gegrätzt hat!«
Kurz, aber prägnant: Meist kommen bei einem Streit tausenderlei Kleinigkeiten zusammen, die plötzlich alle zu-

sammen abgehandelt werden sollen. Das ist die beste
Möglichkeit für eine unendliche Geschichte. Greifen Sie
einfach das auf, was Sie für das Hauptthema halten und
fragen Sie sie danach: »Geht es darum, daß ich zu selten
zu Hause bin?« Wenn der andere wirklich Aufklärung will
und nicht nur stänkern, dann kann man nacheinander alle
wichtigen Punkte abhandeln. Hat man sich beim ersten so
richtig gut geeinigt, fallen die anderen sowieso meist weg.
Miteinander reden – nicht gegeneinander: Ein Streit ist
kein Duell, sondern ein Lösungsversuch. Wenn Sie sie
niederreden wollen, scheint Ihnen an einer Lösung nicht
gelegen zu sein. Auf jemanden einreden ist das Gegenteil
von sich auf jemanden einlassen. Hören Sie sich ihre
Meinung genau an und lauern Sie dabei nicht wie ein
Staatsanwalt auf den kleinsten Fehler, den man ihr wieder
zurückschmettern kann. Versuchen Sie den Sinn eines
Vorwurfs zu verstehen und sprechen Sie über Ihr Gefühl
dabei. Es gibt grundlose Vorwürfe, aber keine sinnlosen.
Es ist euer Streit: Ein Streit ist nichts allgemeines (»Man
geht eben nicht dreimal die Woche zum Tennisspielen
und läßt seine Frau vorm Fernseher hocken!«), sondern
etwas spezielles. Sein Thema geht nur Sie beide etwas an.
Also sagen Sie nicht »man macht es eben so« oder »jeder
wird dir da das gleiche sagen«, sondern sprechen Sie nur
von sich. »Ich geh abends zum Tennisspielen, weil's mir
Spaß macht, nicht weil ich mich mit dir langweile.«
Gute Streiter hören zu: Das ist die edelste Form eines
Streiters – man nimmt den Konflikt ernst und will ihn lösen, also hört man zu. Man schaut dabei den anderen an
und nicht in die Glotze, man unterbricht nicht bei jedem
falschen Wort, sondern konzentriert sich auf die Rede, bis
man am Schluß ein komplettes Bild von seinem Problem
gewonnen hat. Zuhören bedeutet nicht einfach, seinen

Mund zu halten, sondern ist eine konzentrierte, aktive (und trotzdem einseitige) Unterhaltung. Wenn man den anderen zu Ende sprechen läßt, bekommt er die Chance, sein Problem zu wiederholen, es knapper und klarer zu fassen, bis man am Schluß mit einer ganz einfachen Frage konfrontiert ist, etwa: »Ich habe Angst, daß du deswegen so oft weg bist, weil du kein Interesse mehr an mir hast.« Zuhören bedeutet sich zu öffnen und den anderen aufnehmen – Schweigen bedeutet sich zu verschließen und dem anderen keine Chance zum Dialog zu geben.

Kreativ streiten: Auch wenn ein Streit mal wirklich an die Substanz gehen sollte, heißt das noch lange nicht, daß man nicht witzig damit umgehen kann. Fast jeder Streit läßt sich auch spielerisch führen, jedenfalls in einer Art von Spiel, das keinen Verlierer und Gewinner kennt. Eine prima Möglichkeit für Konflikte im Mittelgewicht bis Halbschwergewicht ist der Rollentausch. Nachdem Sie sich beide die gegenseitigen Vorwürfe und Argumente lange genug angehört haben (und es nicht nach Einigung aussieht), können Sie beschließen, nun die Personen zu tauschen. Jetzt beklagen Sie sich bei ihr, daß sie Sie jeden zweiten Abend alleine vor der Glotze sitzen läßt, und sie verteidigt eisern ihren Tenniswahn. Aber schon bald werden sich die Töne ändern. Sie könnten sich vielleicht ein gemeinsames Programm für die tennisfreien Tage einfallen lassen – und sie könnte Sie fragen, warum Sie eigentlich nicht mal mir ihr zusammen spielen wollen!

Zärtlich streiten: Wenn es nicht gerade um den Fortbestand der Beziehung geht, hat jeder Streit nur mit der äußeren Schale zu tun. Also nur mit Absprachen, Verhaltensweisen und Enttäuschungen. Deswegen haben sich aber die grundsätzlichen Gefühle zueinander nicht verändert. Wenn man sich streitet, kann man sich dabei trotzdem anfassen, in die Augen sehen, sogar streicheln. Die Botschaft lautet: »Ich ärgere mich zwar, wenn du mich so oft alleine läßt, aber ich liebe dich doch trotzdem, he!«

Machtspielchen: Es gibt Diskussionen, Streite und Dramen, man kann sie aus Langeweile, Eifersucht oder aus Prinzip inszenieren, alle gelten und haben ihre Daseinsberechtigung, aber die schlimmsten (und häufigsten) sind in einer Partnerschaft die Machtspielchen. Muskelspiel, Punktegewinn, Frustkompensation oder nur ein bißchen Kräftevergleich – allen ist gemeinsam, daß sie keinen wirklichen Grund haben, sondern nur geschickte Egodarstellungen sind. Man kann an einem Abend volle Chiantiflaschen an die Wand werfen und es ist lustig, und am nächsten Abend drückt man nur seine Zigarette im Nachspeisenteller aus – und die Hölle brodelt!

Machtspielchen sind Ohnmachtsspielchen, und niemand kann sie je gewinnen. Versuchen Sie deshalb, sie genial zu beenden.

Aber auch, wenn Sie den »Knüppel« in jeder Beziehung aufmerksam »aus dem Sack« gelassen haben, kann er Ihnen noch Probleme machen. Denn in diesem Alter ist das Knüppelwesen, der feurige »Charisma«, nicht nur durch psychische oder äußere Einflüsse verwirrt, es tut sich auch etwas im Inneren.

Frauen haben Frauenärzte, von denen wir nur mitbekommen, daß sie regelmäßig aufgesucht werden, daß sie sich nicht nur zur Schwangerschaft um die Zusammenhänge im Unterbauch kümmern, Vorsorgeuntersuchungen und Operationen durchführen – von der kleinsten Zystenentfernung bis zum völligen Kahlschlag des Gebärapparats.

Männer haben keine Männerärzte. Obwohl es welche gibt, Andrologen genannt – kaum ein Mann weiß das.

Die meisten glauben, für ihre »besten Teile« ist der Urologe zuständig, und das auch nur, wenn etwas so weh tut oder nicht mehr zu tropfen aufhört, daß man es nicht mehr übersehen kann. Männer sind verantwortungslose Schisser (im Durchschnitt), aber sicher ist es zum Großteil auch der Prügel-aus-dem-Sack-Mythos, der sie davon abhält, ihren Geschlechtsteilen ebensolche medizinische Aufmerksamkeit zu schenken wie ihren Zähnen oder ihrer traktierten Leber.

Der Knüppel ist immer vornedran, unübersehbar und wichtigtuerisch, aber in den Wechseljahren wird eher der Sack wichtig. Symbolhaft gesprochen natürlich, denn nicht der Hodensack rückt in dieser Zeit ins Zentrum unserer Aufmerksamkeit, sondern etwas ganz anderes.

Die meisten Männer glauben, nur Frauen hätten innere Geschlechtsorgane. Aber irgendwann zwischen 40 und 50 lernen sie um.

Die Prostata ist (wenn sie gesund ist) nur so groß wie eine Kastanie. Sie sitzt wie ein Kragen auf dem Ansatz der Harnröhre und ist durch viele Gänge mit der Harnröhre verbunden, wo sie mit den Spritzkanälchen der Samenbläschen zusammentrifft. Sie bildet die Hauptmasse der Samenflüssigkeit, also ein echtes Fortpflanzungs- und kein Lustorgan. Diese Vorsteherdrüse ist in Wachstum und Funktion völlig vom Testosteron abhängig. Ohne unser Männerhormon würde sie in wenigen Tagen zusammenschrumpfen und den Geist aufgeben.

Männer mit Prostatabeschwerden wünschen sich nichts sehnlicher als das.

Bei unerklärlichen Rückenschmerzen, allgemeiner Mattigkeit, Fieber, und wenn es im Zentrum der Männlichkeit brennt, sollte man sich mit dem Gedanken vertraut machen, daß man doch einen Männerarzt braucht.

Wenn gar noch das Harnlassen schmerzt, vom Ejakulieren gar nicht zu reden, dann könnte es sich schon um eine akute Prostatitis handeln. Eine Infektion der Prostata, die mit massiven Antibiotikagaben recht schnell niedergekämpft werden kann. Aber es kann auch zu einer chronischen Prostatitis kommen – es kann noch zu viel schlimmeren Knüppel-bleib-im-Sack-Krankheiten kommen, die ich hier nicht aufzählen will, denn dieses Buch ist kein Syndrom-Spiegel, in dem sich Charisma angstvoll betrachten soll.

Aber er soll sich einen Männerarzt suchen, er soll sich ordentlich durchchecken lassen und Hinweise auf seine möglichen Veranlagungen ernst nehmen.

Denn die Themen des »Knüppel-aus-dem-Sack« sind neben Sex, Fortpflanzung und Partnerschaft auch die logischen Fortsetzungen: Krankheit, Alter und Tod.

Unser Körper verändert sich von Woche zu Woche, von Jahr zu Jahr. Erst nach einer gewissen Progression nehmen wir solche Veränderungen aber wahr – solche auffälligen Stufen sind die ersten Wachstumsschübe, die Entwicklung der Sprache, die Pubertät – und eben auch die Wechseljahre. Weil sich der Körper jetzt scheinbar nicht mehr »positiv« entwickelt, wird die Wahrnehmung oft zur Krise.

Tatsächlich verändert sich der Körper spürbar, und natürlich wird er jenseits der 40 nicht stärker und leistungsfähiger. Er wird anfälliger gegenüber Krankheiten und er verliert mehr und mehr seine Fähigkeiten, sich anzupassen und selbst zu reparieren.

Aber auch das Gehirn verändert sich. Es magert ab. Tatsächlich nimmt das Gehirn im Alter an Gewicht und, was noch wichtiger ist, an Verbindungsstellen der Neuronen ab. Aber gerade dieses Organ ist so überreichlich mit Reserven und Notschaltungen ausgerüstet, daß wir mit ihm sicher 100 Jahre älter werden könnten.

Statistik ist eine schöne Sache, wenn man sie nicht zu ernst nimmt. Wenn Sie wissen wollen, wie alt Sie nach einer Kombination aller statistischen Lebensverlängerungs- und -verkürzungsfaktoren werden, stellen Sie sich den folgenden 13 Fragen. Ihr Grundalter, von dem ausgehend Sie die folgenden Additionen und Subtraktionen durchführen, ist 72.

Test V: Statistische Lebenserwartung

1. Wern Sie jünger als 40 Jahre sind, addieren Sie 2, zwischen 40 und 50: plus 3, zwischen 50 und 70: plus 4.

2. Addieren Sie 2, wenn Sie sich mindestens einmal im Jahr vom Arzt untersuchen lassen.

3. Ziehen Sie 8 ab, wenn Sie mehr als 20 Kilo Übergewicht haben, zwischen 20 und 12 Kilo zuviel: minus 4, zwischen 12 und 5 Kilo zuviel: minus 2.

4. Trinken Sie mehr als ein Glas Alkohol am Tag? Dann ziehen Sie 1 Jahr ab, mehr als 4 Gläser: minus 2.

5. Ziehen Sie 1 Jahr ab, wenn Sie im letzten Jahr wegen zu schnellen Fahrens verwarnt wurden.

6. Rauchen Sie mehr als 40 Zigaretten am Tag? Dann ziehen Sie 8 ab; zwischen 20 und 40 Stück: minus 6; und weniger als 20 pro Tag: minus 3.

7. Sehen Sie sich allgemein als einen freundlichen Menschen, der meist entspannt und locker ist: plus 3. Wenn Sie sich eher als aggressiv, leicht erregbar und angespannt erleben, ziehen Sie 3 ab.

8. Für eine sitzende Tätigkeit subtrahieren Sie 3, für schweißtreibende, körperliche Arbeit addieren Sie 3.

161

9. Üben Sie zwei- bis dreimal die Woche einenAusdauersport aus (also Radfahren, Schwimmen, Joggen, Bergwandern etc., siehe auch die Tabellen auf Seite 45), und zwar jedesmal deutlich mehr als eine halbe Stunde, addieren Sie 2, trainieren Sie sogar vier- bis fünfmal die Woche, zählen Sie 4 dazu.

10. Wenn Sie mit einer festen Partnerin zusammenleben, addieren Sie 5. Wenn Sie alleine leben, ziehen Sie für jedes Jahrzehnt, das Sie seit dem 25. Lebensjahr partnerlos waren, 1 ab.

11. Leben Sie auf dem Land oder in einer Gemeinde unter 10 000 Einwohnern, addieren Sie 2; wenn Sie in einer Stadt über 500 000 Einwohner leben, ziehen Sie 1 ab.

12. Haben alle Ihre 4 Großeltern die 80 erreicht, dürfen Sie 6 addieren, bei zweien dürfen Sie 2 dazuzählen, hat es immerhin ein Großelternteil geschafft, addieren Sie 1.

13. Ist ein Elternteil vor dem fünfzigsten Lebensjahr an einem Herzinfarkt gestorben, subtrahieren Sie 4. Wenn einer Ihrer Elternteile oder Geschwister unter 50 an Krebs oder einer Herzkrankheit starb, litt oder leidet oder aber seit der Kindheit Diabetes hat, ziehen Sie 3 ab.

So nett und erschreckend zugleich dieses Statistikspielchen mit dem eigenen Leben auch sein mag, man darf darüber natürlich nie vergessen, daß es sich um Hochrechnungen handelt, um Anhaltspunkte und grobe Vereinfachungen. Verkehrsunfälle und Heckenschützen sind nicht berücksichtigt.

Aber man kann Dispositionen ablesen – immerhin umfaßt dieser »Test« einen Zeitraum von 60 Jahren zwischen den beiden Extremen. Auf der extrem positiven Seite steht die Altersuhr auf 101 Jahre, auf der Gegenseite auf 41. Bisher galt die Auffassung, daß sich die quasi vorprogrammierte Lebenszeit durch Krankheiten und ungesunde Lebensweise zwar verkürzt, aber andererseits durch förderliche Maßnahmen nicht verlängern läßt. Seitdem die Altersforschung intensiviert wurde, ist diese Vorstellung ins Wanken gekommen. Anscheinend existiert ein genetischer Zeitschalter, der Zellen altern läßt. Nur Krebszellen sind unsterblich, das heißt, sie teilen sich unbegrenzt weiter. Und eben über die Krebstherapie entstand die Theorie, daß es eine übergeordnete Kontrollstelle im Körper geben muß, die die Zellteilung und die Langlebigkeit der Zellen regelt. Ist sie erst einmal gefunden, könnte man direkt auf die Lebensdauer von Krebszellen einwirken.

Aber auch auf die gesunder Zellen. Das wäre die Vorstellung einer Justierung der Lebenszeit. Schreckliche neue Welt.

Aber die schlichtere Variante wird schon praktiziert. Die Beobachtung, daß manche Zellen im Alter anscheinend ihre eigentliche Bestimmung vergessen und etwa statt glatter Haut Warzen und Wucherungen bilden, führte zur Überlegung, daß dafür »freie Radikale« verantwortlich seien. Diese elektronegativ geladenen Teilchen, die auf ihrem Weg durch den Körper Zellen beschädigen, sind wahrscheinlich für die zunehmende Zahl degenerierter Zellen zuständig, die – wenn sie der Körper nicht mehr reparieren kann – alterstypische Krankheiten wie Alzheimer, Parkinson und Herz/Kreislauferkrankungen auslösen können.

Zum Schutz des Körpers werden »Radikalenfänger« verabreicht, hauptsächlich Betakarotin und die Vitamine C und E. Ob dieses System tatsächlich den erwünschten Zweck erfüllt, ist noch unbewiesen, aber wenigstens unterscheiden sich diese Stoffe wohltuend von den aufwendigen »Altersbremsen« wie Kälberfrischzellen oder Wachstumshormone.

Aber ein ganz schlichtes und völlig unschädliches Mittel, den Alterungsprozeß zu verlangsamen, ist eine kalorienreduzierte Diät. Nach dem amerikanischen Gerontologen Roy Walford verbessert sich bei niedrigerem Kalorienangebot die Selbstreparaturfähigkeit der Zellen, und gleichzeitig wird das Immunsystem angekurbelt. Wird der Körper auf Sparflamme gesetzt, schaltet er vom Programm »Wachstum und Entwicklung« auf »Instandhaltung und Reparatur« um.

Was wollen Sie nun: Gesund sein oder dem Alter ein Schnippchen schlagen?

In den letzten 100 Jahren hat die Lebenserwartung in der westlichen Welt so dramatisch zugenommen, daß wir unsere ganze hergebrachte Vorstellung von »Alter« ändern müssen. 1890 war die mittlere Lebenserwartung für Männer in den USA 42 Jahre (für Frauen 45), heute ist sie um 20 Jahre gestiegen.

Das heißt, ein Twen der Michael-Jackson-Generation hätte damals schon die Mitte seines Lebens erreicht, wäre von der Psyche her ein »Mann in den besten Jahren« gewesen – heute fühlt er sich als Jugendlicher, der sich zögerlich an den Ernst des Lebens herantastet. Zu Lebzeiten von Roosevelt und Rilke waren Sechzigjährige betagte Greise, heute fühlen sie sich des öfteren noch im »mittleren Alter« – auf dem Gipfel der Erfüllung und Befriedigung.

Eigentlich klar, geht man doch im Normalfall erst mit 65 in Rente. So leben wir also seit wenigen Generationen als absolut privilegierte Gesellschaft in der Geschichte des Homo sapiens mit dem Versprechen, nach der Arbeit ein ordentliches Stück friedvolle Entspannung bis zum Tode genießen zu dürfen.

Das »Alter« setzt nicht erst mit der Erwerbsunfähigkeit ein, nein, es beginnt schon zu einer Zeit, zu der wir noch aktiv, geistig beweglich und interessiert sind. Schon alleine diese Aussicht kann uns über lange Zeit jung erhalten.

4. KAPITEL

DER VATER

»Das Schlimmste ist, daß kluge und gebildete Menschen dahinleben, ohne von der Möglichkeit solcher Veränderungen zu wissen. Gänzlich unvorbereitet treten sie die zweite Lebenshälfte an. Oder gibt es irgendwo Schulen, nicht bloß Hoch-, sondern Höhere Schulen für Vierzigjährige, die sie ebenso auf ihr kommendes Leben und seine Anforderungen vorbereiten, wie die gewöhnlichen und Hochschulen unsere jungen Leute in die Kenntnis von Welt und Leben einführen? Nein, aufs tiefste unvorbereitet treten wir in den Lebensnachmittag, schlimmer noch, wir tun es unter der falschen Voraussetzung unserer bisherigen Wahrheiten und Ideale.«
C.G.Jung

Nachdem durch die »Macht des Knüppels« die drei wertvollen Zaubergeschenke wieder in die rechtmäßigen Hände gekommen waren (man könnte auch sagen, die männlichen Seiten befreit wurden), gingen die drei Brüder heim und klopften an die Tür ihres Vaterhauses.

Wir erinnern uns: Wegen einer hinterhältigen Ziege warf der Vater sein eigen Fleisch und Blut aus dem Haus. Man wundert sich ein wenig, warum die drei ihren Vater überhaupt so schnell besuchen, auf jeden Fall kann die Stimmung wohl nicht die beste sein.

Weit gefehlt. Der Vater umarmt seine Söhne, alle freuen sich und feiern ein rauschendes Fest, er sperrt gleich sein Handwerkszeug weg (sprich, er geht sofort in Rente), und die vier leben glücklich und zufrieden mit ihren Schätzen.

Im letzten Kapitel taucht der VATER auf.

Und das ist tatsächlich der letzte Knoten, den wir in den Wechseljahren lösen müssen, um uns völlig zu befreien. Nachdem uns die Krise aus irgendeiner Ecke her erwischt hat, wir innegehalten haben und unsere verschiedenen Aspekte betrachtet und hoffentlich zu einem neuen, entspannten Verhältnis zu jedem einzelnen gefunden haben, wartet nun eine alte Geschichte auf uns. Schon fast vergessen, aber in Wirklichkeit nur gut versteckt.

Wenn wir an den archetypischen Vater denken, symbolisiert er Aggression ebenso wie Macht, Vernunft wie Kraft, Disziplin ebenso wie Erfindungsgeist – er ist der Initiator von Veränderungen und Fortschritt. Er wirkt aus der Kraft des logischen Geistes und versucht, der Erde eine eigene Ordnung aufzuzwingen.

Dieses »Vaterprinzip« ist im Vergleich zum Matriarchat in der Menschheitsgeschichte nicht sehr alt, aber die letzten 3 000 Jahre haben ausgereicht, seine wesentlichen Charakterzüge als »erstrebenswert und richtig« tief

in uns zu verankern. Der Vater ist aber schwer zu fassen
– als Mensch und als Prinzip. Er leitet zwar die Familie,
aber bleibt ihrer Mitte fern. Er steht außen und lenkt sie
auch von außen. Seine Eigenschaften sind nicht für das
Zentrum geschaffen, das warm, emotional und sicher ist.
Der Vater bietet Schutz an, aber gegen den absoluten
Schutz in der Mitte (in der Mutter, der Großen Göttin der
Fruchtbarkeit) ist sein Angebot lächerlich.
Bei der Mutter erhielt der Sohn Schutz und Wärme, ein-
fach weil er sie brauchte – der Vater fordert etwas dafür.
Der Sohn muß etwas leisten, um (sich) die Liebe des Va-
ters zu erhalten.
Und das Prinzip soll auch noch verallgemeinert werden:
Im Beruf wie im Privatleben soll der Sohn nach diesen
Maximen leben, er soll Unterwerfung von den Frauen
und Neid von den Männern fordern, er soll den harmo-
nischen Urpool der emotionalen Ursuppe durch Rivalität
aufwühlen. Völlig verrückt! Aber das ist die Botschaft.
Wir sprechen hier vom »Vaterprinzip«, aber was ist mit
den realen Vätern?
Sie haben, so scheint es, dieses Prinzip gut verinnerlicht.
Aber sie leben es nur zaghaft und verstehen es noch weniger, es ihren Söhnen aufrecht mitzuteilen. Väter lassen
ihre Söhne im Stich.
Neueste Untersuchungen über Kinder, denen in den ersten
Lebensjahren der Vater gefehlt hat, zeigen, daß die Idee
»Kinder brauchen den Vater erst ab drei« falsch ist. Im Vergleich zu Jungen, denen der Vater erst ab drei gefehlt hat,
erwies sich die Gruppe, die ganz ohne Vater aufgewach-
sen war, als »weniger zutraulich, weniger fleißig und mehr
von Minderwertigkeitsgefühlen geplagt«. Aber es geht gar
nicht um den tatsächlich abwesenden Vater, sondern um
die emotionale Abwesenheit von Anwesenden.

Ob der Vater nun als übergroßes, verschlingendes Wesen den Sohn quasi lähmt oder ob er ihm ausweicht – er wird ihn zwingen, zum »Muttersohn« zu werden. Denn er hat ihn verlassen.

Aber Väter beschweren sich gleichzeitig energisch, wenn ihre Söhne diesen Weg zurück einschlagen. Sie fühlen sich damit selbst gescheitert und erinnern sich meist an ihren eigenen, übergroßen Vater, dem sie sich auch nur mit größten Schwierigkeiten nähern konnten. So bildet sich eine Kette, die scheinbar unlöslich Vater um Vater, Sohn um Sohn durch Unvermögen fesselt. Unvermögen sich zu öffnen, sich zu zeigen, Emotionen zuzulassen und Unvermögen, der Vater zu sein, den man sich selbst so gewünscht hätte.

Vaterlose Söhne müssen Helden werden. Sie müssen sich beweisen und kämpfen. Anfangs versuchen sie noch mit immer neuen Abenteuern und Leistungen die Anerkennung ihres wirklichen Vaters zu erringen, aber sie töten seltsamerweise immer den falschen Drachen und retten immer das falsche Burgfräulein. Dann gehen sie auf die Suche nach anderen Vätern. Sie wählen dafür Lehrer aus, Verwandte oder alte Freunde der Familie, später Vorgesetzte und ältere Arbeitskollegen, Gurus, Führergestalten und Sachwalter Gottes auf Erden. Aber ihre Annäherung hat immer etwas Gespanntes, Unterwürfiges und Ängstliches an sich – schon allein aus diesem Grund werden sie mit der Suche keinen Erfolg haben. Und mit dieser lange dauernden Queste bremsen sie ihre eigene Entwicklung. Vielleicht haben feige Väter den Faschismus geboren, denn die schmerzhaften Löcher in ihren Söhnen füllten sich wie von selbst mit den rigiden und lustfeindlichen Ideen »wahrer Männlichkeit«.

Söhne brauchen die Aufmerksamkeit, Liebe und Zuwendung ihrer Väter. Wenn sie sie erhalten, können sie sich selbst leichter finden und akzeptieren, und sie treten selbstverständlicher mit der Außenwelt in Kontakt. Wenn sie nicht in einen befriedigenden Dialog mit ihren Vätern treten können, entwickeln sie Umgangsformen mit anderen Männern, die auf Mißtrauen und Konkurrenz aufgebaut sind. Klassische männliche Verhaltensweisen, die im Berufsleben als normal angesehen, wenn nicht sogar gefördert werden. Diese »harten« Männer, die sich selbst nichts schenken (und anderen schon gar nichts), am liebsten sogar alles wegnehmen, haben eine diffuse Angst davor, selbst Vater zu werden. Irgendwo in ihnen spukt der Gedanke, daß sie vielleicht dasselbe Unheil anrichten (müßten), das sie selbst schon so gequält hat. Aber sie werden Väter und sie erziehen ihre Söhne zwanghaft, wie behext, wider eigene leidvolle Erfahrung. Sie glauben, daß Söhne weniger Zärtlichkeit als Töchter brauchen, sie härten ihre Söhne ab, weil sie wollen, daß sie sich einmal besser in der harten Welt zurechtfinden und lauern doch nur auf Liebesbeweise. Ebenso wie die Söhne darauf lauern.

In den Wechseljahren sind wir spätestens in der Lage diesen Mechanismus zu verstehen (wenn uns das Glück nicht einen erlösten Vater beschert hat und wir das Problem nicht kennen) und können viel altes Leid auflösen, längst vergessen geglaubte Irritationen relativieren und mit dem Vater »mitfühlen«. Wenn der Vater noch lebt, können wir ihm das auch mitteilen – und wir sollten das auch tun.

Worum es hierbei geht, ist das »Versöhnen«. Wir können uns nämlich mit dem Vater und dem Prinzip, das er darstellt, versöhnen und uns selbst erlösen. Denn die Antwort auf die lange Vatersuche ist die, daß wir unser eigener Vater werden müssen. Also selbst Verantwortung übernehmen, uns selbst Schutz geben und uns auf dem Weg selbst vorangehen müssen.

Wenn wir uns mit dem Vaterprinzip versöhnen, brauchen wir keinen Guru mehr, keine politischen und philosophischen Leitfiguren – wir können sie zwar noch akzeptieren und bewundern, aber wir folgen ihnen nicht mehr blind.

Wenn wir uns mit dem eigenen Vater versöhnen, werden wir ihm von unseren Defiziten und unserer Enttäuschung berichten, aber wir werden ihn nicht anklagen. Wir werden ihm erklären, daß wir ihn erst verstanden haben, weil wir so wie er geworden sind. Und die Versöhnung, hat – so schön es auch wäre – nichts mit »Sohn« zu tun, sondern mit »Sühne«. Zur Sühne gehört büßen und wiedergutmachen. Das erstere haben beide lange genug getan, das zweitere ist nicht möglich. Wir können es nur nicht wieder geschehen lassen.

Denn wir haben meist auch selbst Kinder, Töchter und Söhne. Wir sind selbst Väter geworden, und das ist die Zeit, in der wir uns mit unseren Kindern versöhnen sollten. Sie über ihre Individualität verstehen und nicht über unser Raster, ihnen gegenüber emotional und intellektuell offen zu sein, sie zu bewundern und es ihnen zu zeigen, sie zu kritisieren und nicht zu beschämen, die eigene dunkle Seite zu akzeptieren und sie auch den Kindern zuzugestehen, ihnen die Bürde des eigenen Vaters zu ersparen und sie anzunehmen.

Und wir dürfen unseren Söhnen unsere Verwundbarkeit ebenso zeigen wie unsere Stärke. Sie werden von beiden lernen – aber sicher mehr von der Verwundbarkeit.

Im Märchen hat der Vater sein Handwerkszeug in den Schrank gesperrt und den Rest seines Lebens mit seinen

Söhnen gefeiert. Auf heutige Zustände übertragen, hieße das wohl, daß ein frühzeitiger Herzinfarkt ihn aus dem hektischen Berufsleben gezogen hat und er seitdem als Frührentner sein stilles Glück genießt.

Schon C.G.Jung kannte den »break-down«, den nervösen Zusammenbruch der Hektiker und Manager und beschreibt ihn in seinem Vortrag »Die Lebenswende« als ein gerade »in Amerika nach dem vierzigsten Jahr ungemein häufiges Ereignis. Untersucht man die Opfer genauer, so sieht man, daß das, was zusammengebrochen ist, der bisherige, männliche Stil ist, und zurückgeblieben ist ein verweiblichter Mann.« Vielleicht ist diese Beobachtung, des geschwächten, zusammengebrochenen »Prinzip Mann« der Grund für die Forderung von neuer Weiblichkeit für die Männer. Wiederentdeckung des Anima-Prinzips für den Mann, Verinnerlichung seiner weiblichen Seite, Ganzwerden in der Geschlechtsauflösung. Aber das ist schon von der Definition her falsch, denn in jedem Mann ist genug von den »weiblichen« Seiten angelegt, um harmonisch und erfüllt leben zu können – wenn das Vaterprinzip ihn nicht schwer beschnitten hätte. Ein »neuer Mann« muß keine Weiblichkeit tanken, er muß nur ein alter Mann werden.

Und früher waren alte Männer immer weise Männer.

5. KAPITEL

DIE WECHSELWOCHE

»Der kluge Mann baut vor.«
Friedrich Schiller

»Ein kluger Mann macht nicht alle Fehler selbst.
Er gibt auch anderen eine Chance.«
Elisabeth Weißthanner

Wenn Sie gerade in den Wechseljahren stecken, wenn Sie sie nahen fühlen, aber auch, wenn Sie glauben, sie schon lange hinter sich zu haben, laden wir Sie ein, mit der speziellen WECHSEL-WOCHE lustvoll und kreativ in einen neuen Lebensabschnitt »einzusteigen«.

Und wenn es »wir« heißt, scheint wohl jemand dazugekommen zu sein.

Richtig.

Jürgen Pacholleck hat eine erstaunliche Laufbahn hinter sich: Zehn Jahre aktiver Eishockeyspieler beim E.C. Bad Tölz, acht Jahre Bodybuilder (Ostwestfalenmeister 1987), Boxen, Taekwon-Do, Kung-Fu und Wing-Tsun (Chinesisches Kampfsystem). Auf dem Gipfel seiner Bodybuilding-Karriere wird ihm plötzlich bewußt, daß er jahrelang nur Raubbau mit seinem Körper getrieben hat und daß wahre Fitneß wohl anders aussieht. Er studiert neueste amerikanische Ernährungs- und Diätforschungen und reduziert mit einer selbstentwickelten Technik innerhalb von sechs Monaten sein Gewicht um 20 Kilo. Ohne dabei seine Haut und die über Jahre antrainierten Muskeln erschlaffen zu lassen.

Heute ist er ein schlanker, nicht übertrieben muskulöser Mann, der sein Leben ganz seiner neuen Ideologie verschrieben hat: weg vom Leistungsgedanken, hin zum gesunden und lustvollen Wohlfühlen. Er hat verstanden, daß man sich nur verwirklichen kann, wenn man »sein wahres Gesicht« findet, das heißt, den Idealkörper, der individuell angelegt ist – und nicht das Körperideal, das Werbung oder Sportmagazine vorspiegeln.

Für seine neue Karriere hat er sich mit moderner Ernährungsbiologie ebenso auseinandergesetzt wie mit Entspannungs- und Atemtechniken, ganzheitlichem Körpertraining und Motivationsprogrammen. Er hat eine Masseurausbildung abgeschlossen und arbeitet heute als selbständiger »Personal Trainer« für Manager, die seine Dienste tageweise in Anspruch nehmen. Eigentlich meist im Großraum München, aber manche seiner Klienten lassen ihn auch schon mal für einen Nachmittag nach Paris oder Mailand einfliegen.

Er arbeitet mit jedem Klienten sehr individuell, nimmt eine ausführliche Anamnese auf und achtet darauf, daß Lust und Erfolg beim Training sich stets die Waage halten – alles eben eine Sache der Motivation. Und nachdem sie ihm bei allen Fitneß- und Diätbestrebungen als das Wichtigste erscheint, nennt er sich schlicht und ergreifend »Der Motivator«.

Nichts an ihm erinnert an die alten Turnvater-Jahn-Trainer, die mit Trillerpfeife und »Hopp, hopp und weiiiit!« zwischen ihren schweißnassen Schützlingen herumhopsten. So kann man mit erwachsenen Menschen nicht umgehen (mit Kindern übrigens auch nicht), meint er. Und schon gar nicht mit seiner Klientel – alles Leute mit prallvollen Terminkalendern, erfolgreich in der Arbeit, aber eben nicht ganz so konsequent, wenn es um die eigene Gesundheit und Fitneß geht.

Der gute alte Spruch vom inneren Schweinehund, den es jeden Tag aufs neue zu besiegen gilt, stellt ihm die Haare auf. Nicht gegen, sondern mit diesem Schweinehund heißt es zu leben. Schwächen und Inkonsequenz werden nicht bekämpft, sondern intelligent umgeleitet und ins Programm eingebaut. Manager haben dafür offene Ohren, wenn ein Trainer ebenso mit ihnen umgeht, wie sie jeden Tag ihre Arbeit tun: kreativ und effizient. Und auch wenn man die kleinen Tricks durchschaut, mit denen der Motivator Pacholleck seinen kurzatmigen Kunden langsam Kondition zuschanzt, man spielt mit,

weil sie Witz haben und nie zu fordernd wirken. Hinter-
türchentherapie.

Einem typischen Streßraucher nimmt man eben nicht die
Zigaretten weg, nein, Jürgen Pacholleck empfiehlt eine
kleine Yogaübung vor jeder Zigarette. Tief einatmen, dabei Bauch und Brust gleichermaßen aufpumpen, die Luft
anhalten, die Arme ausstrecken, mit geballten Fäusten
langsam und kräftig an die Brust zurückziehen. Wenn
sich Muskelspannung bis zum Zittern aufgebaut hat,
schleudert man die Fäuste so lange hin und zurück, bis
die Luft beim besten Willen nicht mehr zu halten ist. Die
Birne brummt, die Augen blinken plötzlich hellwach,
und die nächste Zigarette ist für ein paar Minuten kein
Thema mehr.

Das Rauchen soll man sich damit gar nicht abgewöhnen,
aber »Verlegenheitszigaretten« fallen so leichter unter
den Tisch, und außerdem ist die kleine Übung ein hoch-
karätiger Vitalstoß.

Der reisende Motivator versorgt seine Schützlinge aber
nicht nur mit raffinierten Atem- und Fitneßübungen, er
faxt Sekretärinnen auch individuelle Menüpläne für ihre
Chefs (»Nehmen Sie einfach die Dotter aus den harten
Eiern und füllen Sie Waldorfsalat rein«), taucht schon
mal mit zwei Mountainbikes zum Massagetermin auf
(»Ach, ich hab mir gedacht, bei dem Wetter fahren wir
mal schnell zehn Kilometer«) und läßt am »Nottelefon«
unerwartet starke Sprüche ab (»Jetlag? Alles Einbildung;
machen Sie einfach wie gewohnt weiter und essen Sie
eine Guave und ein paar Kiwis. Sie glauben ja auch
nicht an den Klapperstorch!«).

Über das Nottelefon kommen auch fast alle neuen Kunden, und fast alle neuen Kunden sind in Not. Zu viele
Geschäftsessen in letzter Zeit, zu wenig Bewegung, der

Bauch drückt – und jetzt soll man eine neue Zweigstelle übernehmen, und aus dem Stand will man fit sein wie ein Turnschuh.

»Aber Sie können noch ohne Beschwerden Lift fahren?« fragt Jürgen Pacholleck dann scheinheilig, denn manchmal kann er seine freche Klappe nicht halten. Notprogramme kennt er eine ganze Menge, schon aus seiner Bodybuildingzeit, aber auf die greift er nur ungern zurück. Außerdem fängt er kein Training an ohne einen persönlichen Eindruck, ein ausführliches Gespräch und eine Unterhaltung mit dem Hausarzt. Wenn der neue Zweigstellenleiter dann doch ziemlich turnschuhmäßig antritt, dann war da kein Doping im Spiel – der Motivator hat nur ein intensives Wochenende für ihn maßgeschneidert. Nicht ganz billig zwar, aber ein Abendessen im Tour d'Argent ist auch nicht ganz billig. Und wer am eigenen Wohlbefinden spart, hat wahrscheinlich nicht mal alle Tassen, sondern nur Pappbecher im Schrank.

Jedenfalls tritt der große Knalleffekt schon sehr schnell ein – die wirklich tiefgreifende Änderung dauert lange. Und da trennt sich auch die Spreu vom Weizen. »Wer nach ein, zwei intensiven Tagen ein frischeres Aussehen und ein ganz neues Körpergefühl hat, neue Energie spürt, einfach Ausstrahlung bekommen hat, der vergißt schon mal, daß das ja nur der Anfang gewesen ist. Manager leisten da eine erstaunliche Verdrängungsarbeit. Aber ich rufe auch nicht an. Wenn der erste Motivationsschub nicht sitzt, dann muß man eben so lange warten, bis die Batterien wieder im roten Bereich sind.« Jürgen Pacholleck sieht das für seine knapp dreißig Jahre schon ganz schön abgeklärt. »Notversorgung gibt's bei mir nur einmal. Wenn dann nicht eine richtige Zusammenarbeit zustande kommt, dann macht es mir keinen Spaß. Und Geld ist dabei ja nicht alles.«

Nicht alles, aber für eine deutsche Krankenkasse jedenfalls zuviel. Für ein Einführungsgespräch mit Anamnese, Arztkontakt und erste Schnupperübungen zahlt man 800 Mark; ohne Anreise versteht sich, denn der Motivator kommt ins Haus. Er hat auch immer allerlei dabei: Massagebank, Räder, Gewichte, Seile und Matten, Öle und Kräuter, ja er treibt die Gesamtheitlichkeit sogar so weit, daß er seinen Klienten manchmal selbstgebackenes Dinkelbrot mitbringt. »Bitte ganz lange und sorgfältig kauen. Sie sollten jeder Speise so viel Aufmerksamkeit widmen, wie man zu ihrer Herstellung aufgebracht hat.«

Guter Spruch, cooler Typ. Die Mischung aus Müslimann, Hochleistungssportler, Straßenkämpfer und Zen-Philosoph ist schon eindrucksvoll. Apropos Straßenkämpfer. Was hat es denn mit diesem ganzen Kampfsportkram auf sich? Hilft der ehemalige Terminator seiner Kundschaft auch manchmal als Bodyguard aus?

»Nein, obwohl schon ein paar Angebote kamen. Aber für mich war es ein wichtiger Ausgleich zum Kraftsport: Selbstvertrauen, Schnelligkeit und Konzentration – das kriegt man beim Bodybuilding nicht mit. Aber ein paar einfache Griffe und Schläge zeige ich schon, wenn mich jemand danach fragt.«

Klar frage ich auch, und das Drei-Punkte-Notprogramm hat mich überzeugt. Journalisten gehören nämlich manchmal auch zu den bedrohten Minderheiten. Und wieder ein cooler Spruch. »Man tritt nur Bewaffneten in die Eier. Für den Rest gilt HNO-Abteilung: Hals, Nase, Ohren!«

Das Widersprüchliche macht Spaß bei diesem Motivator, der tatsächlich ein Allrounder ist, ein holistischer Trainer, ein Wesen zwischen Cyberspace und New Age – auf jeden Fall hat er sich Gedanken gemacht. »Die persönliche Bestform ist mir das wichtigste. Wenn jeder kapiert, daß er erst sein wahres Gesicht finden muß, den Körper und die Konstitution, die bei ihm individuell angelegt sind, dann ist das die halbe Miete. Manche Leute müssen dick sein, um optimal zu funktionieren, andere sollten vor zehn Uhr morgens keine Entscheidung treffen. Es gibt auch keinen Standard-Ernährungsplan, der für jeden gilt. Das Spezielle, das Einzigartige bei jedem Menschen herauszukriegen und anzuspornen, das interessiert mich bei meiner Arbeit am meisten.«

Inzwischen liege ich auf dem Rücken auf einer Matte im Englischen Garten, Münchens größter Hundewiese, und stemme ganz langsam meinen Hintern in die Höhe. Jürgen Pacholleck kniet neben mir, spricht leise und fast einschläfernd über Wirbelstellungen, Bandscheiben und Blockaden, die das freie Fließen der Energie behindern. Dann läßt er mich ganz langsam wieder absinken, einen Wirbel bei jedem Ausatmen. Und tatsächlich, nach kurzer Zeit spüre ich die kleinen, knöchernen Serviettenringe, sehe sie fast plastisch vor mir, und da fangen sie auch schon an zu krachen. Der Motivator lacht, bei jedem Atemzug knackt es wieder, und als ich schließlich wieder flach auf dem Boden liege, fühle ich mich wie rosa Götterspeise. Wahrscheinlich bin ich so entspannt, daß ich nie wieder aufstehen kann.

Das ist doch eine schöne Gelegenheit für eine Geschichte. Eine Story aus dem Motivatorleben? Bitteschön.

»Ein Notruf kam vor einem Monat aus Belgien. Ein Klient, der schon sehr lange bei mir ist, hatte mitbekommen, daß das Arbeitsessen, zu dem ihn seine Geschäftspartner eingeladen hatten, als Kampftrinken geplant war. Keine Gefahr, daß man Verträge im Rausch abschließen wollte, aber immerhin ein böses Psychospiel – vier gegen einen.«

181

Jürgen Pacholleck grinst wie ein kleiner Junge, der gerade einen Knaller im Auspuff seines Mathelehrers gezündet hat. »Wir haben aber haushoch gewonnen!«
Er hat seinen Kunden tatsächlich olympiareif aufgebaut. Zuerst die Motivation, Kampf aufnehmen, Strecke einteilen wie ein Langstreckenläufer, mentale Vorbereitung, heißer Leberwickel vor dem Kampf, Atemübungen. Dann ein paar Tricks aus der Wundertüte. (Wie hieß das noch? Gin-Tsun, die Kunst des chinesischen Strassenkampftrinkens?!) Zur Vorspeise einen großen Salat bestellen, selbst anmachen und das Öl langsam und gourmetmäßig über einen Eßlöffel laufen lassen. Unauffällig einen vollen Löffel schlucken. Magenwandabschirmung. Keinen Rotwein oder Brandy trinken, und überhaupt bei einer Sorte Alkohol bleiben. Den Gegner im Auge behalten. Kurz antworten, komplizierte Fragen stellen. Gerade sitzen und zwischendurch immer wieder tief in den Bauch atmen. Nach harten Drinks immer Mineralwasser nachkippen. Und einen bestimmten Satz immer wieder memorieren, eine Übung aus dem autogenen Training.
Den Satz hat er mir nicht verraten, aber wenn ich erst ein fester Kunde bin, wird er mich sicher einweihen. Für Sie hat er ein Wochen-Programm zusammengestellt, das wieder Lust auf die verschiedensten körperlichen und seelischen Nischen macht, denen wir so oft in den letzten Jahren ausgewichen sind. Die WECHSEL-WOCHE ist weder eine Blitz-Diät noch ein Fitneß-Programm – aber wenn Sie sich auf die Vorschläge auf den folgenden Seiten einlassen, werden Sie viel entdecken und wiederentdecken, das Sie auch weiterhin pflegen können. Genüsse, die heilsam und gesund sind, zu einem neuen Körpergefühl verhelfen können und zu seelischer Ausgeglichenheit. Sie werden zwar keine fünf Kilo abnehmen,

aufsehenerregende Muskelgruppen unter dem Hemd schwellen lassen oder gleich zwei Stunden Squash am Stück spielen können – aber Sie werden ein Gefühl für Ihren wahren Körper bekommen, für die Möglichkeiten, die in Ihrer Konstitution angelegt sind und für den Weg dorthin.

Diese Anleitung sollten Sie als Experiment verstehen. Experimente gelingen nur dann, wenn man sich möglichst genau an die Vorgaben hält, aber für eine einzige Woche im Leben kann man das ja wohl tun. Wenn Sie also entschlossen sind, eine WECHSEL-WOCHE einzulegen, dann planen Sie sie sorgfältig. Es sollte eine normale Arbeitswoche sein, die nicht von einer Geschäftsreise oder einer gesellschaftlichen Verpflichtung (großes Essen, Party, Tagesausflug) gestört wird, und Sie sollten nicht unbedingt unter starkem psychischen Streß stehen. Geben Sie sich diese Woche als Zuckerl, als Belohnung für ein immerhin schon über 40 Jahre dauerndes Männerleben und als kleinen hoffnungsvollen Ausblick auf die zweite Hälfte.

Als Besitzer einer Armbanduhr haben Sie es leichter. Jede halbe Stunde passiert etwas, meist nur Kleinigkeiten, aber die können sich ganz schön summieren. Und lassen Sie keinen Streß aufkommen, wenn Sie mal eine Übung verpassen, wenn Sie Joghurt nicht ausstehen können oder weit und breit kein asiatisches Restaurant finden.

MONTAG

7.30 (sollte das Ihre Aufstehzeit sein, gratulieren wir – andernfalls haben Sie etwas zum Nachholen).
Am offenen Fenster atmen. Die Hände nach oben strekken, die ausgestreckten Finger bei jedem Ausatmen weiter in die Höhe schrauben, die Hüften rotieren lassen und den ganzen Oberkörper langsam mit nach oben schrauben, die Waden anspannen und durchdrücken, langsam den ganzen Körper nach oben schrauben, bis Sie auf den Zehenspitzen stehen. Dann entspannen, den Oberkörper nach vorne fallen lassen, gut schütteln.

8.00 Zum Frühstück Gemüserührei: 1/2 Paprika, 1/2 Zwiebel und eine Handvoll Champignons hacken, in Sonnenblumenöl andünsten und ein Ei darüberschlagen. Mit Pfeffer, salzloser Kräuterwürze und etwas Petersilie abschmecken. Dazu eine Scheibe Vollkornbrot, Tee und eine Grapefruit. Die einzige Zigarette, die ausfallen muß, ist die Morgenzigarette.

8.30 Bevor Sie ins Auto steigen, ein paar schnelle Sissy-Squads als Vorbereitung für den Straßenverkehr. Diese Übungen aus dem Bodybuilding strecken und trainieren die Oberschenkel optimal und sorgen dazu für eine kräftige Sauerstoffanreicherung des gesamten Körpers.
Halten Sie sich mit gestrecktem Arm am Türgriff Ihres Autos fest und gehen Sie in die Knie, gerade so weit, daß Ihre Oberschenkel parallel zum Boden abfedern. Beim Bücken kräftig einatmen, beim Aufstehen ausatmen. Aufhören, wenn die Kopfhaut anfängt zu kribbeln. Ja, und wer mit dem Fahrrad ins Büro fährt oder gar hinjoggt, kann sich diese Übung natürlich sparen.

9.00 Sind Sie bei der Liftfahrt zu Ihrer Büroetage nicht allein in der Kabine, können Sie trotzdem (ganz unauffällig, aber trotzdem sehr effektiv) eine Übung zur Stärkung Ihrer Rückenmuskulatur machen. Stellen Sie sich gerade an die Liftwand und drücken Sie kräftig Ihren linken Arm und die Handfläche gegen die Wand. Nach fünf Sekunden entspannen Sie sich für zwei Sekunden, dann drücken Sie den rechten Arm gegen die Wand... Immer weiter – fünf Sekunden Anspannung, zwei Sekunden Entspannung, fünf Sekunden Anspannung, zwei Sekunden Entspannung –, bis Sie auf Ihrer Etage angekommen sind. Amerikanische Manager, die im 38. Stock residieren, bauen bei ihrer morgendlichen Liftfahrt gigantische Muskelpakete auf.

9.30 Bevor Sie die Post aufmachen, sollten Sie das erst mit dem Fenster tun. Stellen Sie sich davor auf, mit geradem Oberkörper, vor der Brust verschränkten Armen und schauen Sie an die Decke. Guter Stand ist wichtig, vor allem die Fersen sollten fest am Boden stehen. Dann gehen Sie in die Knie, bis die Oberschenkel parallel zum Boden sind. Kräftig einatmen beim Bücken, kräftig ausatmen beim Aufrichten. Nach zehn dieser Atemkniebeugen pausieren, die Muskeln lockern und die Glieder ausschütteln. Dann noch mal zehn hinterherschieben.

10.00 Als Fitneß-Brunch entweder 1/4 Honigmelone mit einer Handvoll Weizenkeimen bestreuen und auslöffeln oder einen Becher Naturjoghurt mit frischen Erdbeeren essen.

10.30 Ein paar Minuten »Denkerposition« zur Entspannung. Sitzen Sie gerade am Schreibtisch, die Ellenbogen auf der Platte, und legen Sie die Spitzen von Zeige- und

Mittelfinger je einen Daumen breit über die linke und rechte Augenbraue. Wenn Sie dazu die Daumen unter die Wangenknochen stützen, nehmen Sie eine Stellung ein, in der Sie niemand stören oder ansprechen wird. Lassen Sie die Fingerspitzen langsam in wechselnden Richtungen kreisen, bis ein wohltuend warmes, entspanntes Gefühl in der gesamten Gesichtspartie, besonders in den Augenhöhlen, auftaucht.

11.00 Sprechen Sie mit Ihrer Sekretärin oder mit einem Kollegen über eine schon lange anstehende Sache, über ein heikles Problem oder eine lästige Pflicht. Nehmen Sie sich Zeit, versuchen Sie aufmerksam zuzuhören.

11.30 Sitzen Sie gerade und aufrecht am Schreibtisch und legen Sie die gestreckten Hände mit den Flächen nach oben unter die Platte. Versuchen Sie den Tisch anzuheben, bauen Sie fünf Sekunden lang kräftig Zug auf und entspannen Sie dann für zwei Sekunden wieder. Wiederholen Sie das dreimal, dann legen Sie die Hände flach auf den Tisch und versuchen die Platte »einzudrücken« – ebenfalls fünf Sekunden drücken, 2 Sekunden entspannen, dreimal wiederholen. Und – versuchen Sie das ganze nicht mit Glasplatten!

12.00 Gehen Sie zum Mittagessen mal in ein asiatisches Lokal in Ihrer Nähe, eines, in dem Gemüse kurz gegart und nicht – wie in der deutschen Küche – verkocht wird. Vielleicht nehmen Sie auch einen Kollegen mit, mit dem Sie schon immer mal in Ruhe essen wollten. Nehmen Sie sich vor, nicht über das Geschäft zu sprechen.

12.30 Bestellen Sie sich einen grünen Tee.

13.00 Wieder im Büro angekommen, stellen Sie sich gerade mit dem Rücken an eine Wand, strecken den rechten Arm hoch und drücken mit dem Handrücken und der linken Ferse gleichzeitig kräftig gegen die Wand. Fünf Sekunden halten, zwei Sekunden entspannen – dann folgt der linke Arm mit der rechten Ferse. Abwechselnd je dreimal diese diagonalen Muskelketten anspannen und danach ausschütteln.

13.30 Schreiben Sie die Namen möglichst vieler Kollegen in alphabetischer Reihenfolge auf, und notieren Sie in »Stadt-Land-Fluß«-Manier dazu, was Ihnen einfällt: Vornamen, Spitznamen, Sternzeichen, wie lange schon in der Firma, verheiratet, Kinder, Hobbys...

14.00 Sitzen Sie aufrecht am Schreibtisch, lassen Sie die Arme seitlich am Körper hängen und atmen Sie kräftig durch die Nase ein. Versuchen Sie zuerst den Bauch aufzublasen, dann die Lungen bis hinauf zum Schlüsselbein. Halten Sie den Atem möglichst lange, und stoßen Sie ihn durch den Mund ruckartig wieder aus. Wiederholen Sie diese Übung dreimal.

14.30 Zeit für den Nachmittagssnack. Je einen Eßlöffel Sonnenblumenkerne, Rosinen, Cashew-, Wal- und Haselnüsse mit einem Becher Naturjoghurt verrühren und etwas Zitronensaft dazugeben. Mit einem Dessertlöffel langsam essen, gut kauen und dabei weder telefonieren noch lesen.

15.00 Suchen Sie sich einen Männerarzt (Andrologen oder Urologen) aus dem Telefonbuch oder lassen Sie sich einen empfehlen, und vereinbaren Sie einen Untersuchungstermin mit ihm.

15.30 Eine gute Zeit zum relaxen und abreagieren. Dafür eignen sich besonders Kettenfauststöße, eine Technik aus dem chinesischen Wing-Tsun. Stellen Sie sich gerade eine gute Armlänge vor einer Wand auf, fixieren Sie in Brusthöhe einen imaginären Punkt vor sich und schlagen Sie mit weichen, schnellen Fauststößen dagegen; im schnellen Wechsel von rechtem und linkem Arm. Bei dieser Übung – die übrigens auch eine hervorragende Koordinationshilfe ist – dürfen Sie sich bis zur Erschöpfung verausgaben. Aber versuchen Sie nie, wirklich die Wand zu treffen.

16.00 Versuchen Sie, im Kopf alle bisherigen Übungen in der richtigen Reihenfolge nachzuvollziehen. Was haben Sie um 12.30 Uhr getrunken? Wie hieß das Restaurant?

16.30 Entscheiden Sie sich für einen Sporttermin für den Abend und vereinbaren Sie ihn gleich: Vielleicht eine Stunde Tennis mit einem Freund, Sauna oder Dampfbad, eine Runde mit dem Fahrrad oder 20 Bahnen im Schwimmbad.

17.00 Stellen Sie eine Liste der wichtigsten Arbeiten für den morgigen Tag zusammen und ordnen Sie sie nach Prioritäten.

17.30 Wenn Sie mit dem Auto nach Hause fahren, nutzen Sie Wartepausen an roten Ampeln für drei einfache Übungen. Bei der ersten greifen Sie mit beiden Händen ineinander, verschränken die Finger und strecken die Arme weit nach vorne. Mit den Handflächen zur Windschutzscheibe. Halten Sie die Wirbelsäule gerade und ziehen Sie auch die Schulterblätter nach vorne, bis Sie den Druck nicht mehr verstärken können. Bei der nächsten Ampel drücken Sie mit der gleichen Technik nach oben gegen das Autodach, und beim dritten Stopp schließlich greifen Sie mit beiden Händen über den Kopf nach hinten. Versuchen Sie, möglichst weit hinter die Kopfstützen zu langen.

18.00 Zum Abendessen entweder ein exotischer Fruchtsalat (frische Kiwis, Guave, Mango, Ananas und Melone) oder ein großer Salat mit gebratener Hähnchenbrust – aber ohne Salz! Dafür können Sie sich dazu ein Glas trockenen Weißwein gönnen.

18.30 Legen Sie sich auf den Rücken, lagern Sie die Beine hoch und machen Sie für eine Viertelstunde die Augen zu.

19.00 Jetzt ist es Zeit für Ihre Sportverabredung.

19.30 Immer noch Sport.

20.00 Wieder zu Hause, legen Sie sich ins Bett und hören Sie sich eine Ihrer Lieblingsplatten der ruhigeren Sorte an.

20.30 Vergewissern Sie sich, daß Ihr Schlafraum dunkel, ruhig und gut belüftet ist und schließen Sie die Augen. Ach, und wenn Sie nicht alleine im Bett liegen – Sex ist eine der besten und ganzheitlichsten Fitneßübungen!

DIENSTAG

7.30 Duschen Sie heute einmal ausgiebig. Fangen Sie warm an und reiben Sie sich dabei mit einer Saunabürste ab. Dann wechseln Sie zu kaltem Wasser, schreien, prusten und zappeln Sie kräftig. Halten Sie im kalten Wasser nicht die Luft an, sondern versuchen Sie tief und kräftig (Bauchatmung) weiterzuatmen. Im Wechsel drei- bis viermal, warm eine Minute, kalt eine halbe. Hören Sie mit warm auf und legen Sie sich feucht noch für fünf Minuten ins Bett. Schließen Sie die Augen und rufen Sie sich den vergangenen Tag in allen Einzelheiten ins Gedächtnis.

8.00 Genehmigen Sie sich zum Frühstück eine Scheibe Vollkornbrot, Quark oder Frischkäse darauf und eine Paprika, in Streifen geschnitten. Dazu Tee, am liebsten Kräutertee.

8.30 Nutzen Sie die Autofahrt zur Arbeit für ein kleines Kreativtraining. Bilden Sie aus allen Autonummern, die Sie unterwegs sehen, spontan Worte – in denen die Buchstaben der Schilder in der richtigen Reihenfolge vorkommen. Zum Beispiel: M-HC 311 – Mehlsack, M-OP 424 – Menopause usw.

9.00 Versuchen Sie in der Firma möglichst alle, die Sie treffen, mit Namen anzusprechen. Wenn Sie in Ihrem Büro sitzen, stellen Sie eine Liste von allen Mitarbeitern in Ihrer Firma zusammen, die Sie mit Namen kennen. Versuchen Sie sie möglichst zu komplettieren: Vornamen, Spitznamen, Alter, Geburtsdaten, Tierkreiszeichen, Familienstand, Haustiere, Vorlieben, Marotten, Raucher (Marke?), Lieblingsmusik... usw.

9.30 Zeit für eine erfrischende Atemübung. Stellen Sie sich ans offene Fenster, mit leicht abgewinkelten Knien (tiefer Schwerpunkt) und aufrechtem Oberkörper. Ziehen Sie tief die Luft ein, zuerst in den Bauch, dann in die Brust bis hinauf zum Schlüsselbein. Halten Sie die Luft an, so lange es geht und stoßen Sie sie dann auf einen Schlag durch den weit aufgerissenen Mund aus.
Hhhhaaaa!
Wiederholen Sie das dreimal.

10.00 Obst als kleine Zwischenmahlzeit: eine Handvoll Erdbeeren, eine Banane, eine Handvoll blaue Trauben oder zwei Kiwis.

10.30 Eine Übung für Schreibtischtäter. Sitzen Sie gerade und richten Sie die Wirbelsäule auf, ohne ein Hohlkreuz zu machen. Lassen Sie den Kopf langsam nach hinten abrollen (nicht nachfedern) und dann wieder nach vorne auf die Brust sinken. Danach schauen Sie – mit aufrechtem Kopf – so weit über die linke Schulter nach hinten wie möglich und wiederholen das mit der rechten Schulter. Jede Übung dreimal langsam ausführen. Sie werden bald spüren, wie sich Verspannungen im Hals- und Schulterbereich lösen.

11.00 Jetzt ist die beste Telefonzeit. Führen Sie alle wichtigen Gespräche im Stehen und unterstützen Sie Ihre Worte mit Gesten und Gebärden. Sie glauben, das merkt der Gesprächspartner nicht? Weit gefehlt. Aus einer amerikanischen Studie geht hervor, daß Telefonierende, die im Stehen sprechen und ihre Worte gestisch so begleiten, wie sie es bei einem Anwesenden täten, als »überzeugend« und »höchst präsent« empfunden werden.

191

11.30 Setzen Sie sich aufrecht an den Schreibtisch und legen Sie beide Hände flach vor sich auf die Platte. Die Arme sollten dabei nicht gestreckt, nur leicht abgewinkelt sein. Drücken Sie auf den Tisch, bauen Sie langsam immer mehr Druck auf, bis die Muskeln zu zittern beginnen. Halten Sie dann noch drei Sekunden aus und nehmen Sie den Druck langsam wieder zurück. Das gleiche nun mit den Handflächen unter der Tischplatte, also Druck nach oben, als ob Sie den Tisch anheben wollen. Im Wechsel dreimal jede Übung. Danach die Arme locker ausschütteln.

12.00 Gehen Sie heute ruhig mal in die Kantine. Essen Sie, was Sie wollen, aber machen Sie einmal ein interessantes, kleines Experiment. Bestellen Sie sich zu Ihrem Menü einen Tee und kauen Sie jeden Bissen langsam 30mal durch, bevor Sie ihn schlucken. Danach nehmen Sie jedesmal einen kleinen Schluck Tee. Sie werden sehr langsam essen – und Sie werden wahrscheinlich Ihre Portion nicht ganz schaffen.

12.30 Setzen Sie sich an einem ruhigen Fleck in die Sonne, oder wenn sie nicht scheint, in ein ruhiges Zimmer, wo Sie die Beine hochlegen und die Augen schließen können.

13.00 Machen Sie einen nicht geschäftlichen Anruf, der schon lange ansteht. Arzt, Freund, Verwandte.

13.30 Wie viele der Worte, die Sie am Morgen aus den verschiedenen Autoschildern gebildet haben, fallen Ihnen noch ein? Schreiben Sie sie auf und legen Sie den Zettel in eine Schublade.

14.00 Machen Sie einem Mitarbeiter, den Sie wirklich schätzen, ein paar klare Komplimente und erwähnen Sie seine Stärken.

14.30 Schauen Sie in die Zeitung, was in Ihrer Stadt kulturell heute abend geboten ist: Filme, Ausstellungen, Theaterstücke, Konzerte – entscheiden Sie sich für etwas eher Ungewöhnliches, das Sie zwar anzieht, das Sie aber aus Phlegma alleine nicht besuchen würden. Das wird Ihr Abendprogramm!

15.00 Überlegen Sie einmal: Sie stehen in einem stockfinsteren Raum. Im Kamin ist Holz gestapelt, davor auf dem Boden liegt Zeitungspapier, auf dem Tisch liegen Streichhölzer und eine Packung Wunderkerzen, außerdem steht eine Kerze da und eine gefüllte Öllampe. Was zünden Sie zuerst an?

15.30 Machen Sie doch mit einem netten Kollegen (oder einer Kollegin) folgendes Reaktionsspiel. Sie sitzen, er steht vor Ihnen und hält einen Bleistift an der Spitze fest – das Ende hängt nach unten. Fünf Zentimeter darunter lauert Ihre geöffnete rechte Hand. Versuchen Sie, den Bleistift mit Daumen und Zeigefinger zu fangen, wenn er plötzlich losgelassen wird. Sie haben drei Versuche. Schaffen Sie es jedesmal: Hut ab. Wenn Sie den Stift am unteren Ende fangen, ist Ihre Reaktion gewaltig, in der Mitte noch beeindruckend, gegen die Spitze hin wird's schon schwächer. Wenn Sie ihn nie fangen, sollten Sie dieses Spiel täglich trainieren. Dazu das türkische Steinspiel von Kapitel 1.

16.00 Werfen Sie sechs Büroutensilien auf den Boden: etwa Stifte, Radiergummis, einen Locher etc. Dann heben

Sie sie einzeln wieder auf – mit gestreckten Beinen und durchgedrückten Knien.

16.30 Legen Sie die Arbeiten für den morgigen Tag fest. Erledigen Sie die letzten wichtigen Anrufe und suchen Sie die Liste mit den Autoschildern. Fallen Ihnen noch ein paar Worte mehr ein?

17.00 Wenn Sie mit dem Auto nach Hause fahren, halten Sie an einem Park und laufen Sie einmal durch und wieder zum Auto zurück. Hoffentlich haben Sie nicht am Hyde-Park gehalten.

17.30 Sehen Sie Ihren Arzneischrank durch. Abgelaufene Mittel bitte einpacken, damit sie später an einer Apotheke abgegeben werden können. Versuchen Sie sich zu erinnern, für welche Krankheit Ihnen jedes einzelne Medikament verschrieben wurde. Wann war die Krankheit? Ist sie völlig ausgeheilt? Wer hat damals verschrieben? Vereinbaren Sie telefonisch einen Termin bei Ihrem Hausarzt für einen großen Check-up.

18.00 Abendessen. Wenn Ihre Frau unbedingt für Sie kochen will (*»Wenn du schon diese anstrengende WECHSEL-WOCHE mitmachst«*), bitten Sie um zartes Fleisch mit viel Gemüse. Wenn Sie es selbst in die Hand nehmen: Schneiden Sie eine große, geschälte Kartoffel in kleine Würfel, dazu zwei Karotten, einen halben Fenchel und eine Stange Lauch, und braten Sie alles in zwei Eßlöffeln Sonnenblumenöl an. Dabei gut rühren. Pfeffern und salzen, eine Handvoll gehackte Petersilie und einen kleinen Magerjoghurt dazugeben, umrühren und auf kleiner Flamme zugedecket köcheln lassen. Dann braten

Sie vier Kalbsmedaillons (aus etwa 400 g Kalbsrückenfilet geschnitten) in Sonnenblumenöl an, salzen und pfeffern erst, wenn beide Seiten schon braun sind und braten Sie sie durch (ca 5–7 Minuten). Geben Sie das Gemüse mit Sud darüber und lassen Sie alles zusammen für eine weitere Minute schmoren. Auf den Tisch und ein Glas leichten Weißwein dazu.

18.30 Legen Sie sich für eine halbe Stunde hin. Dazu dürfen Sie gerne Ihre Lieblingsmusik laufen lassen.

19.00 Zeit fürs Kulturprogramm. Heute ist kaum an eine feste Einschlafzeit zu denken. Viel Spaß!

MITTWOCH

Das wird der »Streß-Tag« – ein vorbildlicher, (natürlich übertriebener) ungesunder Tag, von dem Sie sicher schon Tausende hinter sich gebracht haben. Und nachdem diese Woche auch ein Erlebnis-Programm sein soll, werden Sie heute einen konzentrierten Streß-Tag erleben

7.30 Bleiben Sie im Bett liegen, kneifen Sie fest die Augen zusammen und versuchen Sie möglichst im Kreis zu denken. Als Themen bieten sich an: Warum immer ich? – Der Wecker tickt so laut! – Früher war doch alles schöner!!

8.00 Zum Frühstück eine Tasse starken Kaffee und eine Zigarette im Stehen. Sie können sich dazu die Nachrichten im Privat-Fernsehen anschauen.

8.30 Fahren Sie im Auto zur Arbeit und überlegen Sie sich neue Schimpfworte für alle Wagen nebst Inhalt, die vor Ihnen fahren (Volvo-Dackel, Kinderrassel-Fahrer, Blech-Zombie, Scheintoter...). Und probieren Sie sie gleich möglichst laut aus.

9.00 Fahren Sie mit dem Lift zu Ihrem Büro, setzen Sie sich an den Schreibtisch, bestellen Sie Kaffee und die Morgenzeitung.

9.30 Leeren Sie den Aschenbecher nicht aus.

10.00 Rufen Sie irgendeinen Kollegen an, den Sie nicht leiden können, unterhalten Sie sich über ein nebensächliches Thema und legen Sie mitten im Gespräch plötzlich auf.

10.30 Brunchtime. Tasse Kaffee und Zigarette. Fenster bleiben geschlossen.

11.00 Versuchen Sie die heutige Arbeit möglichst komplett auf morgen zu verschieben, dazu alle Termine und wichtigen Anrufe. Wenn Sie eine Sekretärin haben, bürden Sie das ihr auf.

11.30 Verabreden Sie sich für das Mittagessen mit einem lieben Kollegen, der gerne viel und fett ißt, dazu viel trinkt und stundenlang Witze erzählen kann.

12.00 Zur Feier des Tages sollten Sie die Firmenkantine meiden – lieber ein gemütliches, verräuchertes Traditionslokal, wo man mit einem Schnaps »aufs Haus« empfangen wird. Bestellen Sie wie ein Bergbauer, der gerade einen Hektar mit der Sense gemäht hat und dazu ein paar kalte Biere.

12.30 Vermeiden Sie Salate zur Schweinshaxe – wenn Gott uns als Vegetarier geplant hätte, wozu dann die scharfen Reißzähne?

13.00 Heute dürfen Sie einmal länger sitzen bleiben. Sie kommen sowieso kaum noch hoch nach den drei Bieren und Schnäpsen. Vergessen Sie nicht, möglichst viel zu rauchen!

13.30 Schnauzen Sie irgend jemanden an, gleich nachdem Sie die Firma wieder betreten haben.

14.00 Hängen Sie das Telefon aus und vertiefen Sie sich in die Zeitung. Dazu Kaffee und Zigaretten.

14.30 Wenn das Telefon so lange ausgehängt ist, schaltet die Post den Anschluß meist ab. Gehen Sie zu Ihrer Sekretärin und beschweren Sie sich lauthals darüber.

15.00 Besuchen Sie ein paar Kollegen und verwickeln Sie sie in eine Grundsatzdebatte. Lassen Sie die anderen nicht zu Wort kommen und betonen Sie immer wieder Ihre »schonungslose Offenheit« und daß Sie »keine falsche Rücksicht auf veraltete Strukturen« nehmen werden. Gestalten Sie das Thema völlig nebulös und gehen Sie wieder, wenn Sie Ihre Zuhörer ausreichend deprimiert und verwirrt haben.

15.30 Verkünden Sie, daß Sie heute früher gehen müssen. Schützen Sie einen Arztbesuch vor und vergessen Sie nicht munter zu pfeifen, wenn Sie das Haus verlassen.

16.00 Legen Sie sich zu Hause auf die Couch und verschaffen Sie sich mittels der Fernbedienung einen kurzen Überblick über aktuelle Tennis- und Fußballsendungen. Trinken Sie Bier. Essen Sie möglichst zucker- und kohlehydratreiche Kost aus Plastikpackungen.

16.30 Vergessen Sie nicht zu rauchen.

17.00 Telefonieren Sie mit ein paar Freunden und laden Sie sie zu einem Pokerabend zu sich ein. Es kann auch Skat oder Doppelkopf gespielt werden, nur sollten Sie das Haus nicht mehr verlassen müssen.

17.30 Zeit für ein kleines Nickerchen vor dem laufenden Fernseher. Leeren Sie den Aschenbecher nicht aus und öffnen Sie keinesfalls die Fenster. Lassen Sie die Schuhe an!

18.00 chrrrrrr...

18.30 Sie sind wieder erwacht und entspannen sich weiterhin bei einer Gameshow oder einer der unzähligen Vorabendserien, deren Handlungen so freundlich gestaltet sind, daß man keine Vorgeschichte kennen muß.

19.00 Sie schlagen sich vier Eier in die Pfanne und essen vor dem Fernseher Rühreier mit Kräutermayonnaise. Dazu ein eiskaltes Bier.

19.30 Ihre Freunde sind gekommen. Sie haben verschiedene Alkoholika dabei. Die Karten werden gemischt – der Rest müßte jetzt eigentlich von alleine klappen.

20.00 Hoffentlich hat sich kein Nichtraucher in Ihre Runde verirrt. Die Fenster bleiben natürlich zu!

20.30 Sie rufen einen Pizza-Schnelldienst an und bestellen eine Runde »mit allem«.

21.00 Pizzatime. Dazu haben Sie noch vier Flaschen schweren, spanischen Rotwein gefunden. Es wird aber alles brav aufgegessen.

21.30 Das Spiel geht weiter. Die Fenster bleiben zu.

22.00 Gegen die Müdigkeit: Espresso und Grappa.

22.30 Die Muntermacher haben nicht geholfen – Ihre Gäste verabschieden sich. Sie legen sich noch etwas vor den Fernseher... und schlafen dabei ein.

DONNERSTAG

(Nach diesem Streß-Tag, der Sie an alte Sünden und typische Fallen erinnern sollte, gibt es heute ein Aufbau-Programm.)

7.30 Duschen Sie kalt. Treten Sie aus der Dusche auf ein Handtuch, trocknen Sie sich nicht ab und hüpfen Sie auf der Stelle. Nach einer Minute springen Sie nicht mehr hoch, sondern bleiben Sie einfach in leicht gebückter Haltung stehen und vibrieren Sie weiter. Das Zittern sollte aus der Hüfte kommen und den ganzen Körper erfassen. Vibrieren Sie so lange, bis Sie sich wieder warm fühlen. Dann trocknen Sie sich ab.

8.00 Zum Aufbauen heute ein Obstfrühstück. Eine halbe Papaya wird mit Zitronensaft beträufelt und in Scheiben geschnitten, dazu eine Banane (vorzugsweise die kleinen afrikanischen oder indonesischen) und zwei Kiwis. Trinken Sie dazu frisch gepreßten Orangensaft.

8.30 Versuchen Sie heute Ihren Arbeitsweg etwas gesünder als gestern zu gestalten. Falls Sie tatsächlich mit dem Rad fahren können, tun Sie das. Ansonsten parken Sie doch einfach drei Blocks vom Büro entfernt und marschieren Sie zu Fuß hin.

9.00 Im Büro wartet viel Arbeit auf Sie. Schließlich haben Sie gestern nichts getan. Aber zuerst schreiben Sie bitte auf einen Zettel, wie viele Zigaretten Sie gestern geraucht haben. Dann machen Sie eine Hochrechnung daraus. Wieviel rauchen Sie an streßfreien Tagen? Errechnen Sie den Mittelwert. Seit wie vielen Jahren rauchen Sie? Multiplizieren Sie den Tageswert mit diesen Jahren und noch einmal mit 365. Ergebnis? Eine Zigarette ist neun Zentimeter lang – der Eiffelturm 320 Meter hoch. Wie oft haben Sie den (Zigarette auf Zigarette gestellt) in Ihrem Leben schon bezwungen?

9.30 Stellen Sie sich ans offene Fenster und holen Sie wie immer einen tiefen Atem – Bauch, Brust, Schlüsselbein. Pressen Sie die Luft nach kurzem Anhalten durch die schmal zusammengedrückten Lippen wieder heraus. Wiederholen Sie die Übung fünfmal.

10.00 Essen Sie die andere Hälfte der Morgenpapaya zusammen mit einem kleinen Joghurt und ein paar Nüssen.

10.30 Setzen Sie sich aufrecht auf den Stuhl und falten Sie die Hände auf Ihrem Kopf. Die Ellenbogen berühren sich vor dem Gesicht. Atmen Sie ein und führen Sie die Ellenbogen nach außen, der Rücken wird gerade, der Oberkörper hebt und streckt sich dabei – am höchsten Punkt die Luft anhalten –, und langsam wieder ausatmen, wobei der Oberkörper wieder zusammensinkt und die Ellenbogen sich wieder treffen. Fünfmal wiederholen.

11.00 Telefonzeit. Nicht vergessen – im Stehen! Wie viele Nummern können Sie sich merken und wie viele müssen Sie nachsehen?

11.30 Etwas Stretching, damit Sie vor dem Mittagessen wieder fit werden. Stellen Sie sich auf die Zehenspitzen, atmen Sie ein und strecken Sie die Arme hoch über den Kopf. Halten Sie die Stellung, so lange Sie die Luft anhalten (eins von beiden werden Sie kürzer können) und lassen Sie sich mit dem Ausatmen in eine tiefe Hocke zusammensinken, umfassen Sie Ihre Knie mit beiden Armen und legen Sie den Kopf auf die Schenkel. Sie sollten dabei aber möglichst noch auf den Zehen stehen bleiben. Dreimal das Ganze und dann den Körper ausschütteln.

12.00 Mittagessen. Suchen Sie sich in der Kantine ein Vollwertmenü aus oder besuchen Sie heute einmal ein vegetarisches Restaurant, wenn Ihre Kantine so etwas nicht anbietet. Nach dem Essen grünen Tee trinken und heute keinen Alkohol.

12.30 Spaziergang.

13.00 Haben Sie schon die »Berufsscheide« hinter sich? Die genaue Mitte Ihres Berufslebens (bei Selbständigen kann das nur ein Schätzwert sein) bestimmen Sie, indem Sie die Strecke von Ihrem ersten Arbeitstag bis zum voraussichtlichen Tag Ihrer Pensionierung in der Mitte teilen. Termin? Tragen Sie ihn als Feiertag in den Terminkalender ein, wenn er noch vor Ihnen liegt.

13.30 Leute mit sitzenden Tätigkeiten brauchen kräftige Bauch- und Gesäßmuskeln. Dafür gibt es eine einfache Übung. Sitzen Sie aufrecht, ziehen Sie mit dem Einatmen den Bauch ein und lockern Sie ihn beim Ausatmen wieder. Jetzt ziehen Sie beim Einatmen die Gesäßmuskulatur an und lassen beim Ausatmen wieder locker. Zum Schluß zusammen: Bauch einziehen und Gesäß anspannen beim Einatmen – loslassen beim Ausatmen.

14.00 Entwerfen Sie ein kurzes Rundschreiben für Ihre Abteilung (eine Notiz an die Sekretärin, eine Nachricht an Ihren Kompagnon), in dem Sie in Stichpunkten aufführen, was dringend verbesserungswürdig ist und was in letzter Zeit sehr gut geklappt hat. Sie müssen dieses Papier nicht in Umlauf bringen, denn es dient nur der eigenen Klarheit. Aber Sie können es.

14.30 Rauchen Sie diese Zigarette nicht.

15.00 Entscheiden Sie sich für ein Regenerationsprogramm für den Abend: Sauna, Dampfbad, Schwimmen oder Massage. Fixieren Sie den Termin auf 19.00 Uhr.

15.30 Denken Sie mal nach: Drei Söhne erben von ihrem Vater, dem Weinhändler, 21 Weinfässer. Sieben davon sind voll, sieben halbvoll und sieben leer. Man kann die Weine aber nicht zusammenschütten, da in jedem Faß ein anderer Jahrgang lagert. Wie teilen sich die drei Söhne die 21 Fässer, so daß jeder dieselbe Menge Wein und dieselbe Anzahl Fässer bekommt?

16.00 Rufen Sie einen Verwandten an, mit dem Sie schon lange mal wieder plaudern wollten, sagen Sie ihm das und bitten Sie ihn, Sie heute abend zurückzurufen.

16.30 Bereiten Sie die Arbeit des nächsten Tages vor.

17.00 Nachdem Sie so gesund zur Arbeit gekommen sind, werden Sie ebenso wieder zurückkommen müssen.

18.00 Abendessen. Heute erwartet Sie die berüchtigte Rohkostplatte – nach der Alkohol- und Fettorgie von gestern. Gurke, Karotte, grüner Salat, Sellerie, Apfel und rote Bete. Gomasio und Nüsse darüber, ein Eßlöffel Olivenöl und der Saft einer halben Zitrone. Dazu ein frisch gepreßter Apfel-Sellerie-Saft.

18.30 Telefonieren Sie mit Ihrem Verwandten, der Sie hoffentlich pünktlich anruft.

19.00 Regeneration – Sauna, Dampfbad, Schwimmbad oder Massage.

20.30 Und schon wieder ins Bett! Na, für eine Woche werden Sie's schon durchhalten können.
Können Sie vielleicht nicht gleich einschlafen? Dann greifen Sie zu einem Oldtimer, der mittels neuester amerikanischer Schlafforschung aufgepeppt wurde: Ein Glas warme Milch mit drei Kalziumtabletten darin.

FREITAG

(Der letzte Arbeitstag der Woche; jetzt sollten Sie sich für das entspannende Wochenende vorbereiten, indem Sie möglichst alle aktuellen Aufgaben und Probleme bearbeiten und sie guten Gewissens »aus dem Kopf haben« können.)

7.30 Gönnen Sie sich heute einmal eine warme Morgendusche und reiben Sie sich dabei mit einem Rosmarinbad ein. Laufen Sie sich zur Abwechslung einmal nach der Dusche trocken – das Handtuch ist nur für die Haare!

8.00 Heute mal Müsli. Entweder ein Vollwert-Fertigmüsli oder eine eigene Kombination: Haferflocken, Sonnenblumenkerne und Weizenkeime, eine halbe Banane fein schneiden und alles mit einer halben Tasse Milch auffüllen. Mit Zimt abschmecken. Dazu grüner Tee. Lesen Sie in der Zeitung einmal die Horoskope für den heutigen Tag. Alle.

8.30 Legen Sie auf dem Weg zur Arbeit eine Musikkassette auf, bei der Sie mitsingen können. Tun Sie das so laut Sie können. Das empfiehlt sich nur im Auto.

9.00 Begrüßen Sie alle Mitarbeiter, die Sie mit Namen kennen und erzählen Sie ihnen kurz etwas über ihr jeweiliges Tageshoroskop.

9.30 Stellen Sie sich ans offene Fenster, stützen Sie die Hände aufs Fensterbrett, strecken Sie den Körper und lassen Sie ihn mit dem Ausatmen aufs Fensterbrett sinken.

Mit dem Einatmen richten Sie ihn (wie bei einem Liege-stütz) wieder auf. Versuchen Sie, wie oft das geht.

10.00 Zum Brunch etwas Obst oder einen Müsliriegel.

10.30 Entspannen Sie sich fünf Minuten und sammeln Sie neue Kraft. Setzen Sie sich aufrecht an den Schreib-tisch, lassen Sie die Arme hängen und schließen Sie die Augen.
Stellen Sie sich einen Strand vor, dahinter eine weite, glit-zernde Fläche – das Meer, darüber ein strahlend blauer Himmel mit einer strahlenden Scheibe. In Ihrer Vorstel-lung können Sie (anders als in Wirklichkeit) in die Sonne schauen. Tun Sie das intensiv, spüren Sie die Hitze, das gleißende Licht und die flirrenden Strahlen. Nehmen Sie diese pulsierende Energie über die geschlossenen Augen in den Körper auf, lassen Sie die Wärme durch den ganzen Kopf fließen, in den Brustkorb hinein, sich teilen und in beide Arme sickern – bis hinab zu den Fingerspit-zen. Atmen Sie tief und ruhig und öffnen Sie die Augen wieder.

11.00 Besprechen Sie mit Untergebenen, Sekretärinnen oder Ihrem Chef Pläne für die nächste Woche.

11.30 Erledigen Sie die letzten Telefonate der Woche – am Nachmittag ist es Glücksache, noch jemanden zu er-reichen.

12.00 Am letzten Arbeitstag dieser WECHSEL-WOCHE laden Sie einen sympathischen Mitarbeiter oder Freund zum Mittagessen ein. Gehen Sie bloß nicht in die Kanti-ne – alles andere ist recht. Ob Spanier, Grieche, Italiener oder asiatisches Restaurant, sogar deutsche Hausmannskost ist erlaubt, wenn der Fleischanteil nicht den der Beilagen übersteigt. Gönnen Sie sich ein Bier dazu.

12.30 Plauderei auf dem Rückweg.

13.00 Ein paar Fußübungen. Setzen Sie sich bequem hin und setzen Sie die Füße mit den Hacken auf den Boden ab. Kreisen Sie in beiden Richtungen mit den Fußgelenken, danach bewegen Sie sie auf und ab. Stellen Sie die Beine gerade nebeneinander, die Knie im rechten Winkel abgeknickt. Heben Sie nun beide Fersen an und drücken Sie gleichzeitig mit den Zehenballen auf den Boden. Sie merken sofort, wie sich die Wadenmuskulatur anspannt. Übertreiben Sie diese Übung nicht; es könnte zu Krämpfen kommen. Dann setzen Sie die Hacken ab und heben die Zehen – jetzt spricht die Schienbeinmuskulatur an. Wechseln Sie beide Übungen ab, bis Sie ein wohliges Kribbeln in den Beinen verspüren.

13.30 Stellen Sie sich vor, daß in zwei Krügen je ein Liter Weißwein und ein Liter Rotwein ist. Nun schöpft man einen Eßlöffel Rotwein aus dem einen Krug, schüttet ihn in den anderen, nimmt von dem Krug mit der Mischung wieder einen Löffel und schüttet ihn in den Rotweinkrug. Wie hat sich die Mischung in den beiden Krügen verändert? Ist im Weißweinkrug mehr Rotwein als Weißwein im Rotweinkrug oder ist das Verhältnis gleich? Fragen über Fragen.

14.00 Überlegen Sie sich eine Sportart, die Sie schon immer mal gerne ausgeübt hätten – Badminton, Squash, Bogenschießen, Tauchen, Tai-Chi...

Und informieren Sie sich gleich aus den Gelben Seiten oder dem Volkshochschulprogramm, wo man sie in Ihrer Stadt ausüben kann. Rufen Sie an und vereinbaren Sie einen Termin. Es muß nicht gleich für heute abend sein.

14.30 Schreiben Sie alle Worte auf, die mit demselben Buchstaben anfangen wie Ihr Vorname – und die etwas mit Ihrem Beruf zu tun haben.

15.00 Atmen Sie am offenen Fenster. Zuerst den Stimmatem (Luft einziehen, lange halten und auf einen Schlag durch den weitaufgerissenen Mund ausstoßen), dann den Nervenatem (Luft einziehen, anhalten, die Arme nach vorne strecken und mit geballten Fäusten anspannen bis die Muskeln zittern, dann die Fäuste gegen die Brust schlagen bis der Atem nicht mehr zu halten ist. Fünfmal den Stimmatem und dreimal den Nervenatem. Pausen dazwischen.

15.30 Jetzt bricht man freitags normalerweise auf. Nutzen Sie die aufgeräumte Stimmung für ein Gespräch mit einem Kollegen oder einer Kollegin, mit dem/der es unerledigte Probleme gibt.

16.00 Schauen Sie auf dem Heimweg in einer Drogerie vorbei und lassen Sie sich beraten. Kaufen Sie sich ein kleines Freitagsgeschenk (Sie können für Ihre Frau/Freundin auch gleich etwas mitnehmen) und sehen Sie nicht aufs Geld. Vielleicht ein Hautpeeling, eine Feuchtigkeitscreme, ein ätherisches Schaumbad oder eine Gesichtsmaske.

16.30 Legen Sie sich für eine halbe Stunde hin und machen Sie entspannende Atemübungen (siehe Seite 110).

17.00 Übers Fernsehen haben wir noch gar nicht gesprochen – vielleicht ist es in dieser intensiven Woche auch einfach ausgefallen? Trotzdem wird es nicht so weitergehen. Studieren Sie die Programmzeitschrift für die nächste Woche und wählen Sie aus, was Sie unbedingt sehen wollen. Wenn die wöchentliche Gesamtdauer zehn Stunden überschreitet, sollten Sie dringend einkürzen.

17.30 Zeit für etwas Bewegung an der frischen Luft. Suchen Sie sich etwas heraus, passend zur Laune und zur Jahreszeit: Laufen, Radfahren, Schlittschuhlaufen – was auch immer Ihnen Spaß macht.

18.00 Gehen Sie mit Ihrer Frau oder Freundin zum Essen und erzählen Sie von Ihrer »WECHSEL-WOCHE«.

19.00 Machen Sie sich einen ruhigen Abend zu Hause und denken Sie einmal über folgende Fragen nach:
Habe ich Freunde?
Wen?
Kümmere ich mich genügend um sie?
Was schätzen diese Freunde wohl an mir am meisten?
Was schätze ich an jedem einzelnen meiner Freunde?
Was war das schönste Erlebnis mit jedem einzelnen?
Habe ich in den letzten zehn Jahren neue Freundschaften geschlossen?

20.30 Gute Nacht. Wenn Sie noch Hunger haben, bereiten Sie sich eine Bananenmilch zu. Eine Banane, ein Glas Milch und ein Teelöffel Honig im Mixer püriert.
Übrigens, haben wir schon erwähnt, das Sex auch sehr gesund ist?!

SAMSTAG

7.30 Weiterschlafen.

8.00 Gehen Sie Frühstück einkaufen, aber probieren Sie einmal eine andere Bäckerei aus. Ja, kann schon sein, daß man da etwas weiter gehen muß, aber man lernt ein paar neue Ecken kennen. Ein paar Vollkornbrötchen, eine reife Avocado, Frühlingszwiebeln und eine schwere Zeitung. Hier sind *light-* und *du-darfst-*Produkte eher fehl am Platz.

8.30 Frühstück. Avocado halbieren, Kern entfernen, das Fruchtfleisch kleinhacken, mit Salz, Pfeffer, gehackten Frühlingszwiebeln, Olivenöl und Zitronensaft anmachen und auf die Brötchen streichen. Dazu grüner Tee und frischer Orangensaft

9.00 Für das gesunde Wochenende fangen Sie mit einer Kosmetikstunde an. Probieren Sie einmal aus, was Sie gestern gekauft haben. Vorher auf jeden Fall ein langes Bad, bei dem Sie sich mit einer weichen Bürste oder einem Saunaschwamm jeden Quadratzentimeter Ihrer Haut ordentlich abrubbeln.

9.30 Ob mit oder ohne Gurken-, Quark- oder Fertigmaske, legen Sie sich für eine Viertelstunde hin und schließen Sie die Augen.

10.00 Zeit für Wochenendeinkäufe. Falls Ihre Frau schon eifersüchtig auf diese WECHSEL-WOCHE ist, beruhigen Sie sie. Natürlich darf sie mitkommen! Wir brauchen ein paar Krabben, Creme double, Frischkäse, ein Harzer Roller, eine große rote Bete, ein Kopfsalat, eine rote und eine grüne Paprika, Dill, Thymian, vier Zitronen, ein Kilo Orangen, Vollkornbrot, Milch, ein Piccolo guter trockener Jahrgangssekt, Meerrettich, 2 Putenschnitzel und eine Praline!

10.30 In einem italienischen Stehcafe einen Espresso trinken und mit der Frau an der Theke flirten. Wir müssen hoffentlich nicht betonen, daß man Espresso ohne Milch und Zucker trinkt – sogar ohne Süßstoff.

11.00 Mittagspause. Lesen, faulenzen, in der Sonne liegen (Lichtschutzfaktor dem jeweiligen Ozonloch anpassen!).

13.00 Fahren Sie ins Grüne, wenn es geht mit dem Rad – aber in ein paar Großstädten geht das ja inzwischen nicht mehr. Gehen Sie spazieren, bergwandern, was Sie wollen – aber versuchen Sie unterwegs ein paar Pflanzen zu sammeln. Kamille, Klatschmohn, Heckenrosen, Löwenzahn, Brennessel und ein paar Tannenspitzen. Essen Sie abends in einem Landgasthof und fahren Sie erst nach Einbruch der Dunkelheit wieder nach Hause.

20.30 Haben Sie manchmal vor dem Einschlafen kalte Füße? Dann probieren wir heute ein altes skandinavisches Geheimrezept aus: Lassen Sie knöchelhoch warmes Wasser in die Wanne laufen und setzen Sie sich an den Rand. Füße ins Wasser und den Heißwasserhahn klein eingestellt. Das Wasser sollte langsam immer wärmer werden, bis Sie es schließlich nicht mehr aushalten. Dann hat es wahrscheinlich über 40 Grad. Gehen Sie mit nassen Füßen ins Bett und öffnen Sie die Fenster weit.
Übrigens, das wirkt nicht gegen Sex, auch nicht als Ersatz!

SONNTAG

(Letzter Tag. Schön, daß Sie so lange dabeigeblieben sind. Wir verabschieden uns an dieser Stelle schon, weil Ihnen bei den letzten Zeilen wahrscheinlich die Augen zufallen werden.)

7.30 Weiterschlafen.

8.00 Am offenen Fenster atmen. Die Hände nach oben strecken, die ausgestreckten Finger bei jedem Ausatmen weiter in die Höhe schrauben, die Hüften rotieren lassen und den ganzen Oberkörper langsam mit nach oben schrauben, die Waden anspannen und durchdrücken, langsam den ganzen Körper nach oben schrauben, bis Sie auf den Zehenspitzen stehen. Dann entspannen, den Oberkörper nach vorne fallen lassen, gut schütteln. Danach Wechselduschen.

8.30 Sonntagsfrühstück. Orangensaft pressen. Eine kleine Pfanne erhitzen, mit einer halbierten Koblauchzehe ausreiben, 2 Tropfen Sonnenblumenöl dazu und die Krabben mit dem Rest kleingeschnittener Frühlingszwiebeln ordentlich braten. Mit Creme double löschen, kurz durchrühren und mit gehacktem Dill bestreuen. Auf Vollkornbrot servieren. Kaffee kochen, in zwei Tassen (falls Sie kein Single-Frühstück erleiden müssen) füllen, Milch in einer Kasserolle schaumig schlagen und die Cappucinohauben aufsetzen.
Den Sekt öffnen und zuschlagen.

9.30 Jetzt ist die beste Zeit für einen zweiten Sprung ins Bett. Singles dürfen auch gerne fernsehen.

10.30 Geben Sie die gestern gesammelten Pflanzen in eine große Schüssel und gießen Sie mit einem Liter heißem Wasser auf. Lassen Sie das Ganze unter Umrühren eine Minute ziehen und nehmen Sie dann ein Gesichts-Dampfbad. Handtuch über den Kopf nicht vergessen.

11.00 Kramen Sie die Zeitung von gestern noch einmal heraus und einigen Sie sich auf einen gemeinsamen Ausstellungsbesuch für den Nachmittag. Singles haben's da leichter. Es kann ein Museum sein, eine Galerie, zur Not tut's auch ein Flohmarkt – es sollte nur etwas sein, von dem Sie schon lange gesprochen haben, das sich aber halt »nie ergeben hat«. Jetzt ergibt es sich.

11.30 Nehmen Sie sich vor dem Mittagessen noch schnell Zeit für eine kleine Gegenüberstellung. Antworten Sie nicht nur mit JA oder NEIN, sondern vervollständigen Sie bitte die Liste auch.

Das kann ich gut
1. Schach spielen
2. Witze erzählen
3. Freihändig Fahrradfahren
4. Zehn Liegestütze hintereinander
5. Im Flugzeug schlafen
6. Gleichzeitig telefonieren und diktieren
7. Aufgaben delegieren
8. Entscheidungen treffen
9. Systematisch denken
10. Treppen steigen
11. Mich leicht entspannen
12. Hart debattieren
13. Alleine sein

213

14. Kontakte schließen
15. Zuhören
16. Mit wenig Schlaf auskommen
17. Im größten Chaos improvisieren
18. Mitarbeiter einschätzen und motivieren
19. Mich durchsetzen
20. Mich leicht verständlich machen
21. Logisch argumentieren
22. ....
23. ....
24. ....
25. ....

Das möchte ich können:
1. Drachenfliegen
2. Reiten
3. Segeln
4. Klavier spielen
5. Witze erzählen
6. Autorallyes fahren
7. Mich völlig gehen lassen
8. Meine Süchte in den Griff bekommen
9. Die Freizeit intensiver nutzen
10. Kampfsport
11. Bogenschießen
12. Singen
13. Alle wichtigen Telefonnummern auswendig wissen
14. Computer programmieren
15. Schach in Großmeisterstärke spielen
16. Leicht Kontakte schließen
17. Mehr Zeit für die Familie haben
18. Eines nach dem anderen machen
19. Daß man mir die Anstrengung nicht ansieht

20. Einmal völlig abschalten können
21. Ohne Rückenschmerzen vier Stunden am Schreibtisch sitzen
22. ....
23. ....
24. ....
25. ....

12.00 Mittagessen. Kochen Sie pro Person eine Tasse ungeschälten Reis mit 2,5 Tassen Salzwasser auf und lassen Sie das ganze anschließend auf kleiner Hitze zugedeckt simmern. Hacken Sie die Paprikas klein und braten Sie die mit Salz, Pfeffer und Thymian gewürzten Putenschnitzel von beiden Seiten scharf in Sonnenblumenöl an. Paprika dazugeben und zugedeckt köcheln lassen. Nach fünf Minuten das Fleisch herausnehmen, den abgetropften Reis mit den Paprikawürfeln mischen und einen Löffel Creme double dazurühren. Fertig.

13.00 Lassen Sie das Auto stehen und versuchen Sie, auf eine andere Weise zu Ihrem nachmittäglichen Kulturprogramm zu kommen.

17.00 Das war anstrengend, aber hoffentlich schön. Jetzt ist es Zeit für eine Lockerungsübung. Stellen Sie sich auf die Zehenspitzen, atmen Sie ein und strecken Sie die Arme hoch über den Kopf. Halten Sie die Stellung, so lange Sie die Luft anhalten (eins von beiden werden Sie kürzer können) und lassen Sie sich mit dem Ausatmen in eine tiefe Hocke zusammensinken, umfassen Sie Ihre Knie mit beiden Armen und legen Sie den Kopf auf die Schenkel. Sie sollten dabei aber möglichst noch auf den Zehen stehen bleiben.

Dreimal wiederholen und anschließend den ganzen Körper ausschütteln.

17.30 Rufen Sie Ihren Vater an (wenn er noch lebt – ansonsten schauen Sie sich ein paar Fotografien von ihm an. Vielleicht sind Sie beide auch irgendwo gemeinsam abgebildet. Lassen Sie die Bilder auf sich wirken.) und erzählen Sie ihm von dieser Woche. Überlegen Sie, welches Kompliment Sie ihm am liebsten machen möchten – und machen Sie es!

18.00 Ein frühes Abendessen, denn morgen geht die alte Mühle wieder weiter. Raspeln Sie die roten Beten (und wundern Sie sich nicht über die roten Finger hinterher – guter Gesprächsstoff für Montagmorgen) und machen Sie sie mit dem Saft einer Zitrone, einem Teelöffel Meerrettich, Olivenöl, Salz und Pfeffer an. Dazu Harzer Roller auf Vollkornbrot und ein Bier. Wie, Sie haben kein Bier, weil's nicht auf dem Einkaufszettel stand?!
Wieder was gelernt.

18.30 Sportschau oder ein Tierfilm. Na gut, zur Not dürfen Sie auch lesen.

20.00 Die WECHSEL-WOCHE ist vorbei. Zur Feier des Tages dürfen Sie im Bett eine Praline essen und müssen sich hinterher nicht einmal die Zähne putzen. Ja, man muß auch mal feiern!

Wir hoffen, diese Woche hat Ihnen nicht nur neue und aufregende Aspekte Ihres Lebens und Ihrer Körperlichkeit gezeigt, sondern hat Ihnen auch Spaß gemacht. Es gibt keinen Grund, warum Sie die eine oder andere Anregung daraus (etwa Dampfbad, Badminton, Chinesisches Essen oder Briefe schreiben) nicht hinüber in den Alltag retten sollten. Die allereinfachste »Altersbremse« ist nämlich die Neugierde. Bleiben Sie wach und interessiert und das nicht nur für Dinge, die man »in diesem Alter macht«.

Die WECHSEL-WOCHE können Sie natürlich jedes Jahr wiederholen – völlig unschädlich. Sie können auch Freunde und Kollegen dazu anregen, ja man kann sie sogar in der Gruppe erleben. Das kann eine ganz neue und spannende Erfahrung werden.

ANHANG

ADRESSEN
LITERATURVERZEICHNIS
DAS MÄRCHEN VOM
TISCHLEIN DECK DICH

»Wer nicht den Verstand seines Alters hat, der hat das
ganze Unglück seines Alters.«
Voltaire

ADRESSEN

Behandlung von Erektionsstörungen durch Injektionen (SKAT)
Krankenhaus der Barmherzigen Brüder
Romanstr. 93
D-80639 München

Deutsche Gesellschaft für Andrologie
Friedrich-Kirsten-Str. 25
D-22391 Hamburg

Deutsche Gesellschaft für sozialwissenschaftliche Sexualforschung
Gerresheimerstr. 20
D-40211 Düsseldorf

Deutsche Gesellschaft zum Studium der Fertilität und Sterilität
Frauenlobstr. 9
D-80337 München

Gesellschaft zur Förderung der sexualmedizinischen Fortbildung
Biedersteinstr. 29
D-80802 München

Impotenz-Selbsthilfegruppe e.V.
München
Tel.: 089/67 00 11 60

Penischirurgie und Penisprothesen
Städtisches Krankenhaus

Altenwalder Chaussee 10–12
D-27474 Cuxhaven

Institut für Medizinische Biologie und Genetik der Universität
Schöpfstr. 41
A-6020 Innsbruck

Psychiatrische Poliklinik Universitätsspital Zürich
Abt. für psychosoziale Medizin und Familientherapie
Culmannstr. 8
CH-8006 Zürich

LITERATURVERZEICHNIS

Hermann Andriessen – »Psychologie des Erwachsenenalters. Ein Beitrag zur Lebenslaufpsychologie.«
Köln 1972

Edmund Bergler – »Die Revolte der Fünfzigjährigen.«
Zürich, Stuttgart, Wien 1955

Charlotte Bühler: »Der menschliche Lebenslauf als psychologisches Problem.«
Göttingen 1959

Guy Corneau – »Abwesende Väter, Verlorene Söhne.«
Boston und London 1991

Erik H. Erikson – »Identität und Lebenszyklus«
Frankfurt/M 1973

Wolfgang Exel, Erika Exel-Demuth – »Midlife ohne Krise. Mann und Frau auf dem Weg in die bessere Hälfte des Lebens.«
Wien 1985

Barbara Fried – »The Middle Age Crisis.«
New York 1967

Herb Goldberg – »Man(n) bleibt Mann.«
Reinbeck 1987

Roger L. Gould – »Lebensstufen. Entwicklung und Veränderung im Erwachsenenleben.«
Frankfurt/M 1979

Shere Hite – »Hite Report II, Band 2: Die sexuellen Vorlieben und Praktiken des männlichen Geschlechts.«
München 1982

C.G. Jung – »Gesammelte Werke. Achter Band. Die Dynamik des Unbewußten.«
Freiburg i. Br. 1976

Leon Kaplan – »Ein Mann bleibt ein Mann.«
Genf 1988

Ursula Lehr – »Psychologie des Alterns.«
Heidelberg 1991

Daniel J. Levinson – »The Psychological Development of Men in Early Adulthood and the Mid-Life Transition.«
Minneapolis 1974

L. Bernice Neugarten – »Middle Age and Aging.«
Chicago 1968

Kenneth Purvis – »Das große Buch vom kleinen Mann.«
Bern, München, Wien 1993

Helmut J. Ruebsaat, Raymond Hull – »The Male Climacteric.«
New York 1975

Barbara Roberton – »Fitneß für Streßgeplagte.«
München 1990

Lee D. Scheingold, Nathaniel Wagner – »Sex and the Aging Heart.«

New York 1975

Sylvia Schneider – »Männer Leben.«
München 1990

Hermann Schreiber – »Midlife Crisis. Die Krise in der Mitte des Lebens.«
München 1977

Robert R. Sears, Shirley Feldman (Hrsg.) – »The Seven Ages of Man.«
Los Altos, California, 1973

Gail Sheehy – »Passages – Predictable Crisis of Adult Life.«
New York 1976

Ernst Steiger – »Das Glück der besten Jahre.«
Stuttgart 1975

Karl Stelzer, Anton Dosenberger (Hrsg.) – »Chancen der Lebensmitte. Krisenjahre – Schöpferische Wende.«
München/Luzern 1977

Albert Vorspan – »Mazel Tov! You're Middle-Aged.«
New York 1974

Jürg Willi – »Die Zweierbeziehung.«
Reinbeck 1975

TISCHLEIN DECK DICH, GOLDESEL UND KNÜPPEL AUS DEM SACK

Vor Zeiten war ein Schneider, der drei Söhne hatte und nur eine einzige Ziege. Aber die Ziege, weil sie alle zusammen mit ihrer Milch ernährte, mußte ihr gutes Futter haben und täglich hinaus auf die Weide geführt werden. Die Söhne taten das auch nach der Reihe. Einmal brachte sie der älteste auf den Kirchhof, wo die schönsten Kräuter standen, ließ sie da fressen und herumspringen. Abends, als es an der Zeit war heimzugehen, fragte er »Ziege, bist du satt?«. Die Ziege antwortete: »Ich bin so satt, ich mag kein Blatt: Mäh, Mäh!«

»So komm nach Hause«, sprach der Junge, faßte sie am Strickchen, führte sie in den Stall und band sie fest. »Nun«, sagte der alte Schneider, »hat die Ziege ihr gehöriges Futter?« »O«, sagte der Sohn, »die ist so satt, die mag kein Blatt.« Der Vater aber wollte sich selbst überzeugen, ging hinab in den Stall, streichelte das liebe Tier und fragte »Ziege, bist du auch satt?« Die Ziege antwortete: »Wovon soll ich satt sein? Ich sprang nur über Gräbelein, und fand kein einzig Blättelein: Mäh, Mäh!«

»Was muß ich hören!« rief der Schneider, lief hinauf und sprach zu dem Jungen »Ei, du Lügner, sagst, die Ziege wäre satt, und hast sie hungern lassen?« und in seinem Zorn nahm er die Elle von der Wand und jagte ihn mit Schlägen hinaus.

Am anderen Tag war die Reihe am zweiten Sohn, der suchte an der Gartenhecke einen Platz aus, wo lauter gute Kräuter standen, und die Ziege fraß sie rein ab. Abends, als er heim wollte, fragte er »Ziege, bist du satt?« Die Ziege antwortete:
»Ich bin so satt, ich mag kein Blatt: Mäh, Mäh!«

225

»So komm nach Hause«, sprach der Junge, zog sie heim und band sie im Stall fest. »Nun«, sagte der alte Schneider, »hat die Ziege ihr gehöriges Futter?« »O«, antwortete der Sohn, »die ist so satt, die mag kein Blatt.« Der Schneider wollte sich darauf nicht verlassen, ging hinab in den Stall und fragte »Ziege, bist du auch satt?«. Die Ziege antwortete: »Wovon soll ich satt sein? Ich sprang nur über Gräbelein, und fand kein einzig Blättelein: Mäh, Mäh!«

»Der gottlose Bösewicht!« schrie der Schneider, »so ein frommes Tier hungern zu lassen!« lief hinauf und schlug mit der Elle den Jungen aus der Haustüre hinaus.

Die Reihe kam jetzt an den dritten Sohn, der wollte seine Sache gut machen, suchte Buschwerk mit dem schönsten Laube aus, und ließ die Ziege daran fressen. Abends, als sie heim wollte, fragte er »Ziege, bist du auch satt?« Die Ziege antwortete: »Ich bin so satt, ich mag kein Blatt: Mäh, Mäh!«

»So komm nach Hause«, sprach der Junge, führte sie in den Stall und band sie fest. »Nun«, sagte der alte Schneider, »hat die Ziege ihr gehöriges Futter?« »O«, sagte der Sohn, »die ist so satt, die mag kein Blatt.« Der Schneider traute nicht, ging hinab und fragte »Ziege, bist du auch satt?«. Das boshafte Tier antwortete: »Wovon soll ich satt sein? Ich sprang nur über Gräbelein, und fand kein einzig Blättelein: Mäh, Mäh!«

»O die Lügenbrut!« rief der Schneider, »einer so gottlos und pflichtvergessen wie der andere! Ihr sollt mich nicht länger zum Narren haben!« und vor Zorn ganz außer sich sprang er hinauf und gerbte dem armen Jungen mit der Elle den Rücken so gewaltig, daß er zum Haus hinaussprang.

Der alte Schneider war nun mit der Ziege allein. Am anderen Morgen ging er hinab in den Stall, liebkoste die

Ziege und sprach »komm, mein liebes Tierlein, ich will dich selbst zur Weide führen«. Er nahm sie am Strick und brachte sie zu grünen Hecken und unter Schafrippe, was sonst die Ziegen gerne fressen. »Da kannst du dich einmal nach Herzenslust sättigen«, sprach er zu ihr, und ließ sie weiden bis zum Abend. Da fragte er »Ziege bist du satt?« Sie antwortete:

»Ich bin so satt, ich mag kein Blatt: Mäh, Mäh!«

»So komm nach Hause«, sagte der Schneider, führte sie in den Stall und band sie fest. Als er wegging, kehrte er sich noch einmal um und sagte »Nun bist du doch einmal satt!« Aber die Ziege machte es ihm nicht besser und rief:

»Wovon soll ich satt sein? Ich sprang nur über Gräbelein, und fand kein einzig Blättelein: Mäh, Mäh!«

Als der Schneider das hörte, stutzte er und sah wohl, daß er seine drei Söhne ohne Ursache verstoßen hatte. »Wart«, rief er, »du undankbares Geschöpf, dich fortzujagen ist noch zu wenig, ich will dich zeichnen, daß du dich unter ehrbaren Schneidern nicht mehr darfst sehen lassen.« In seiner Hast sprang er hinauf, holte sein Bartmesser, seifte der Ziege den Kopf ein, und schor sie so glatt wie seine flache Hand. Und weil die Elle zu ehrenvoll gewesen wäre, nahm er die Peitsche und versetzte ihr solche Hiebe, daß sie in gewaltigen Sprüngen davonlief.

Der Schneider, als er so ganz einsam in seinem Hause saß, verfiel in große Traurigkeit und hätte seine Söhne gerne wiedergehabt, aber niemand wußte, wo sie hingeraten waren. Der älteste war zu einem Schreiner in die Lehre gegangen, da lernte er fleißig und unverdrossen, und als seine Zeit herum war, daß er wandern sollte, schenkte ihm der Meister ein Tischchen, das gar kein besonderes Ansehen hatte, und von gewöhnlichem Holz war; aber es hatte eine gute Eigenschaft. Wenn man es hinstellte und sprach »Tischlein deck dich«, so war das gute Tischchen auf einmal mit einem sauberen Tüchlein bedeckt, und stand da ein Teller, und Messer und Gabel daneben, und Schüsseln mit Gesottenem und Gebratenem, so viel Platz hatten, und ein großes Glas mit rotem Wein leuchtete, daß einem das Herz lachte. Der junge Gesell dachte »damit hast du genug für dein Lebtag«, zog guter Dinge in der Welt umher und bekümmerte sich gar nicht darum, ob ein Wirtshaus gut oder schlecht oder ob etwas darin zu finden war oder nicht. Wenn es ihm gefiel, so kehrte er gar nicht ein, sondern im Felde, im Wald, auf einer Wiese, wo er Lust hatte, nahm das Tischchen vom Rücken, stellte es vor sich und sprach »deck dich«, so war alles da, was sein Herz begehrte. Endlich kam es ihm in den Sinn, er wollte zu seinem Vater zurückkehren, sein Zorn würde sich gelegt haben, und mit dem Tischlein deck dich würde er ihn gerne wieder aufnehmen. Es trug sich zu, daß er auf dem Heimweg abends in ein Wirtshaus kam, das mit Gästen angefüllt war; sie hießen ihn willkommen und luden ihn ein, sich zu ihnen zu setzen und mitzuessen, sonst würde er schwerlich noch etwas bekommen. »Nein«, antwortete der Schreiner, »die paar Bissen will ich euch nicht vom Munde nehmen, lieber sollt ihr meine Gäste sein.« Sie lachten und meinten, er triebe einen Spaß mit ihnen. Er aber stellte sein hölzernes Tischchen mitten in die Stube und sprach »Tischlein deck dich«. Augenblicklich war es mit Speisen besetzt, so gut, wie sie der Wirt nicht hätte herbeischaffen können, und wovon der Geruch den Gästen lieblich in die Nase stieg. »Zugegriffen, liebe Freunde«, sprach der Schreiner, und die Gäste, als

sie sahen, wie es gemeint war, ließen sich nicht zweimal
bitten, rückten heran, zogen ihre Messer und griffen tapfer zu. Und was sie am meisten verwunderte, wenn eine
Schüssel leergeworden war, so stellte sich gleich von
selbst eine volle an ihren Platz. Der Wirt stand in einer
Ecke und sah dem Dinge zu; er wußte gar nicht, was er
sagen sollte, dachte aber »einen solchen Koch könntest
du in deiner Wirtschaft wohl brauchen«. Der Schreiner
und seine Gesellschaft waren lustig bis in die späte
Nacht, endlich legten sie sich schlafen, und der junge
Geselle ging auch zu Bett und stellte sein Wünschtischchen an die Wand. Dem Wirt aber ließen seine Gedanken keine Ruhe, es fiel ihm ein, daß in seiner Rumpel-
kammer ein altes Tischchen stände, das gerade so aus-
sähe; das holte er ganz sachte herbei und vertauschte es
mit dem Wünschtischchen. Am anderen Morgen zahlte
der Schreiner sein Schlafgeld, packte sein Tischchen auf,
dachte gar nicht daran, daß er ein falsches hätte, und
ging seiner Wege. Zu Mittag kam er bei seinem Vater an,
der ihn mit großer Freude empfing. »Nun, mein lieber
Sohn, was hast du gelernt?« sagte er zu ihm. »Vater, ich
bin ein Schreiner geworden.« »Ein gutes Handwerk«, er-
widerte der Alte, »aber was hast du von deiner Wanderschaft mitgebracht?« »Vater, das Beste, was ich mitgebracht habe, ist das Tischchen.« Der Schneider betrach-
tete es von allen Seiten und sagte »daran hast du kein
Meisterstück gemacht, das ist ein altes und schlechtes
Tischchen«. »Aber es ist ein Tischlein deck dich«, antwortete der Sohn, »wenn ich es hinstelle, und sage ihm,
es solle sich decken, so stehen gleich die schönsten Gerichte darauf und ein Wein dabei, der das Herz erfreut.
Ladet nur alle Verwandte und Freunde ein, die sollen
sich einmal laben und erquicken, denn das Tischchen

macht sie alle satt.« Als die Gesellschaft beisammen war, stellte er das Tischchen mitten in die Stube und sprach »Tischlein deck dich«. Aber das Tischchen regte sich nicht und blieb so leer wie ein anderer Tisch, der die Rede nicht versteht. Da merkte der arme Geselle, daß ihm das Tischchen vertauscht war, und schämte sich, daß er wie ein Lügner dastand. Die Verwandten aber lachten ihn aus und mußten ungetrunken und ungegessen wieder heim wandern. Der Vater holte seine Lappen wieder herbei und schneiderte fort, der Sohn aber ging bei einem Meister in die Arbeit.

Der zweite Sohn war zu einem Müller gekommen und bei ihm in die Lehre gegangen. Als er seine Jahre herum hatte, sprach der Meister »Weil du dich so wohl gehalten hast, so schenke ich dir einen Esel von einer besonderen Art, er zieht nicht am Wagen und trägt auch keine Säcke.« »Wozu ist er denn nütze?« »Er speit Gold«, antwortete der Müller, »wenn du ihn auf ein Tuch stellst und sprichst ›Bricklebrit‹, so speit dir das gute Tier Goldstücke aus, hinten und vorn.« »Das ist eine schöne Sache«, sprach der Geselle, dankte dem Meister und zog in die Welt. Wenn er Gold nötig hatte, brauchte er nur zu seinem Esel »Bricklebrit« zu sagen, so regnete es Goldstücke, und er hatte weiter keine Mühe, als sie von der Erde aufzuheben. Wo er hinkam, war ihm das Beste gut genug, und je teurer je lieber, denn er hatte immer einen vollen Beutel. Als er sich eine Zeitlang in der Welt umgesehen hatte, dachte er »du mußt deinen Vater aufsuchen, wenn du mit dem Goldesel kommst, so wird er seinen Zorn vergessen und dich gut aufnehmen«. Es trug sich zu, daß er in das selbe Wirtshaus geriet, in welchem seinem Bruder das Tischchen vertauscht war. Er führte seinen Esel an der Hand, und der Wirt wollte ihm das

230

Tier abnehmen und anbinden, der junge Geselle aber sprach »gebt euch keine Mühe, meinen Grauschimmel führe ich selbst in den Stall und binde ihn auch selbst an, denn ich muß wissen, wo er steht.« Dem Wirt kam es wunderlich vor und er meinte, einer, der seinen Esel selbst besorgen müßte, hätte nicht viel zu verzehren; als aber der Fremde in die Tasche griff, zwei Goldstücke herausholte und sagte, er solle nur etwas Gutes für ihn einkaufen, so machte er große Augen, lief und kaufte das Beste, das er auftreiben konnte. Nach der Mahlzeit fragte der Gast, was er schuldig wäre, der Wirt wollte die doppelte Kreide nicht sparen und sagte, noch ein paar Goldstücke müßte er zulegen. Der Geselle griff in die Tasche, aber sein Gold war eben zu Ende. »Wartet einen Augenblick, Herr Wirt«, sprach er, »ich will nur gehen und Gold holen« – nahm das Tischtuch aber mit. Der Wirt wußte nicht, was das heißen sollte, war neugierig, schlich ihm nach, und da der Gast die Stalltür zuriegelte, so guckte er durch ein Astloch. Der Fremde breitete unter dem Esel das Tuch aus, rief »Bricklebrit«, und augenblicklich fing das Tier an, Gold zu speien von hinten und vorn, daß es ordentlich auf die Erde herabregnete. »Ei der tausend«, sagte der Wirt, »da sind die Dukaten bald ausgeprägt! So ein Geldbeutel ist nicht übel!« Der Gast bezahlte seine Zeche und legte sich schlafen, der Wirt aber schlich in der Nacht herab in den Stall, führte den Münzmeister weg und band einen anderen Esel an seine Stelle. Den folgenden Morgen in der Frühe zog der Geselle mit seinem Esel ab und meinte, er hätte den Goldesel. Mittags kam er bei seinem Vater an, der sich freute, als er ihn wiedersah, und gerne aufnahm. »Was ist aus dir geworden, mein Sohn?« fragte der Alte. »Ein Müller, lieber Vater«, antwortete er. »Was hast du von deiner

Wanderschaft mitgebracht?« »Weiter nichts als einen Esel.« »Esel gibts hier genug«, sagte der Vater, »da wäre mir eine gute Ziege lieber gewesen.« »Ja«, antwortete der Sohn, »aber es ist kein gemeiner Esel, sondern ein Goldesel; wenn ich sage ›Bricklebrit‹, so speit euch das gute Tier ein ganzes Tuch voll Goldstücke. Laßt nur alle Verwandten herbeirufen, ich mache sie alle zu reichen Leuten.« »Das laß ich mir gefallen«, sagte der Schneider, »dann brauch ich mich mit der Nadel nicht weiter quälen«, sprang selbst fort und rief die Verwandten herbei. Sobald sie beisammen waren, hieß sie der Müller Platz machen, breitete sein Tuch aus, und brachte den Esel in die Stube. »Jetzt gebt acht«, sagte er und rief »Bricklebrit«, aber es waren keine Goldstücke, was herabfiel, und es zeigte sich, daß das Tier nichts von der Kunst verstand, denn es bringts nicht jeder Esel so weit. Da machte der arme Müller ein langes Gesicht, sah, daß er betrogen war, und bat die Verwandten um Verzeihung, die so arm heimgingen, als sie gekommen waren. Es blieb nichts übrig, der Alte mußte wieder nach der Nadel greifen, und der Junge sich bei einem Müller verdingen.

Der dritte Bruder war zu einem Drechsler in die Lehre gegangen, und weil es ein kunstreiches Handwerk ist, mußte er am längsten lernen. Seine Brüder aber meldeten ihm in einem Briefe, wie schlimm es ihnen ergangen wäre, und wie sie der Wirt noch am letzten Abende um ihre schönen Wünschdinge gebracht hätte. Als der Drechsler nun ausgelernt hatte und wandern sollte, so schenkte ihm sein Meister, weil er sich so wohl gehalten, einen Sack und sagte »es liegt ein Knüppel darin.« »Den Sack kann ich umhängen, und er kann mir gute Dienste leisten, aber was soll der Knüppel darin? Der macht ihn nur schwer.« »Das will ich dir sagen«, antwortete der Meister, »hat dir jemand etwas zuleid getan, so sprich nur ›Knüppel aus dem Sack‹.« Der Gesell dankte ihm, hing den Sack um, und wenn jemand zu nahe kam und auf den Leib wollte, so sprach er »Knüppel aus dem Sack«, alsbald sprang der Knüppel heraus und klopfte einem nach dem anderen den Rock oder Wams gleich auf dem Rücken aus, und wartete nicht erst, bis er ihn ausgezogen hatte; und das ging so geschwind, daß, sowieso sichs einer versah, die Reihe schon an ihm war. Der junge Drechsler langte zur Abendzeit in dem Wirtshaus an, wo seine Brüder betrogen worden. Er legte seinen Ranzen vor sich auf den Tisch und fing an zu erzählen, was er alles Merkwürdiges in der Welt gesehen habe. »Ja«, sagte er, »man findet wohl ein Tischlein deck dich, einen Goldesel und dergleichen; lauter gute Dinge, die ich nicht verachte, aber das ist alles nichts gegen den Schatz, den ich mir erworben habe und mit mir da in meinem Sack führe.« Der Wirt spitzte die Ohren, »Was in aller Welt mag das sein?«, dachte er, »der Sack ist wohl mit lauter Edelsteinen angefüllt; den sollte ich billig auch noch haben, denn aller guten Dinge sind drei.« Als Schlafenszeit war, streckte sich der Gast auf die Bank und legte seinen Sack als Kopfkissen unter. Der Wirt, als er meinte, der Gast läge in tiefem Schlaf, ging herbei, rückte und zog ganz sachte und vorsichtig an dem Sack, ob er ihn vielleicht wegziehen und einen anderen unterlegen könnte. Der Drechsler aber hatte schon lange darauf gewartet, wie nun der Wirt eben einen herzlichen Ruck tun wollte, rief er »Knüppel aus dem Sack«. Alsbald fuhr das Knüppelchen heraus, dem Wirt auf den Leib, und rieb ihm die Nähte, daß es eine Art hatte. Der Wirt schrie zum Erbarmen, aber je lauter er schrie, desto kräftiger schlug der Knüppel ihm den Takt dazu auf dem Rücken, bis er endlich erschöpft zur Erde fiel. Da sprach der Drechsler »Wo du das Tischlein deck dich und den Goldesel nicht wieder herausgibst, so soll der Tanz von neuem angehen.« »Ach nein«, rief der Wirt ganz kleinlaut, »ich gebe alles gerne wieder heraus, laßt nur den verwünschten Kobold wieder in den Sack kriechen.« Da sprach der Geselle »Ich will Gnade für Recht ergehen lassen, aber hüte dich vor Schaden!« dann rief er »Knüppel in den Sack« und ließ ihn ruhen. Der Drechsler zog am anderen Morgen mit dem Tischlein deck dich und dem Goldesel heim zu seinem Vater. Der Schneider freute sich, als er ihn wiedersah, und fragte auch ihn, was er in der Fremde gelernt hätte. »Lieber Vater«, antwortete er, »ich bin ein Drechsler geworden.« »Ein kunstreiches Handwerk«, sagte der Vater, »was hast du von der Wanderschaft mitgebracht?« »Ein kostbares Stück, lieber Vater«, antwortete der Sohn, »einen Knüppel in dem Sack.« »Was!« rief der Vater, »einen Knüppel! Das ist der Mühe wert! Den kannst du dir von jedem Baume abhauen.« »Aber einen solchen nicht, lieber Vater; sage ich ›Knüppel aus dem Sack‹, so springt der Knüppel heraus und macht mit dem, der es nicht gut mit mir meint, einen schlimmen Tanz, und läßt nicht eher nach, als bis er auf der Erde liegt und um gut Wetter bittet. Seht ihr, mit diesem Knüppel habe ich das Tischlein deck dich und den Goldesel wieder herbeigeschafft, die der diebische Wirt meinen Brüdern abgenommen hatte. Jetzt laßt sie beide rufen und ladet alle Verwandten ein, ich will sie speisen und tränken und will ihnen die Taschen noch mit Gold füllen.« Der alte Schneider wollte nicht recht trauen, brachte aber doch die Verwandten zusammen. Da deckte der Drechsler ein Tuch in die Stube, führte den Goldesel herein und sagte zu seinem Bruder »Nun, lieber Bruder, sprich mit ihm.« Der Müller sagte »Bricklebrit«, und augenblicklich sprangen die Goldstücke auf das Tuch herab, als käme ein Platzregen, und der Esel hörte nicht eher auf, als bis alle so viel hatten, daß sie nicht mehr tragen konnten. Dann holte der Drechsler das Tischchen und sagte »Nun lieber Bruder, sprich mit ihm.« Und kaum hatte der Schreiner »Tischlein deck dich« gesagt, so war es gedeckt und mit den schönsten Schüsseln reichlich besetzt. Da ward eine Mahlzeit gehalten, wie der gute Schneider noch keine in seinem Haus erlebt hatte, und die ganze Verwandtschaft blieb zusammen bis in die Nacht, und alle waren lustig und vergnügt. Der Schneider verschloß Nadel und Zwirn, Elle und Bügeleisen in einen Schrank, und lebte mit seinen drei Söhnen in Freude und Herrlichkeit.

nacherzählt von den Brüdern Grimm

Denken Sie
in Lösungen
statt
in Problemen

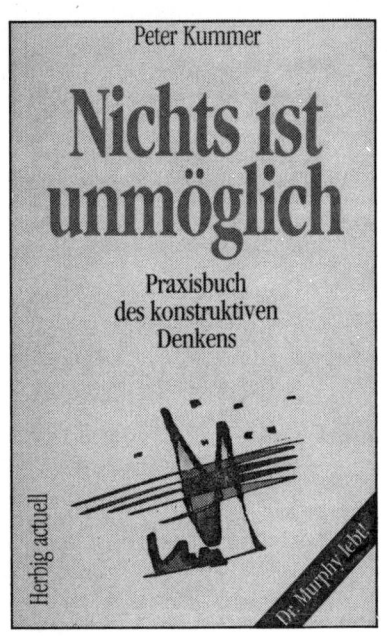

Peter Kummer

Nichts ist unmöglich

Praxisbuch
des konstruktiven
Denkens

Herbig actuell

Dr. Murphy lebt!

Mit diesem Praxisbuch
können Sie die Techniken des
konstruktiven Denkens erler-
nen und anwenden. Damit
können Sie ihre beruflichen
Zielsetzungen erreichen und
ihre persönlichen Wünsche
verwirklichen. Lernen Sie Ihr
Leben, Ihre geistigen Möglichkeiten und Ihnen bisher unbekannte Kräfte Ihres Unterbe-
wußtseins kennen durch die
Macht des positiven Denkens.

HERBIG

236 Seiten · ISBN 3-7766-1754-3

*Der
unentbehrliche
Ratgeber für
alle, die im
Streß stehen*

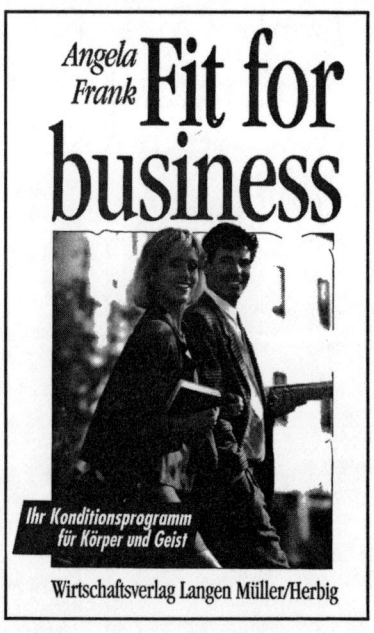

Angela Frank **Fit for business**

*Ihr Konditionsprogramm
für Körper und Geist*

Wirtschaftsverlag Langen Müller/Herbig

**Wirtschaftsverlag
Langen Müller/Herbig**

Stets gesund und fit, körperlich und mental, stets konzentriert und voller Selbstbe-
wußtsein durch ein bewähr-
tes, auch im Trubel des Alltags
anwendbares, umfassendes
Programm zur Steuerung der
Lebensweise. Mit Tips, Rezep-
ten und Übungen, die sich in
jeden 12-Stunden-Arbeitstag
problemlos integrieren lassen.

240 Seiten · ISBN 3-7844-7313-X